医院卫生服务管理

迟 静 王立鹏 蒋美玲 王 娟 主编

北京航空航天大学出版社
BEIHANG UNIVERSITY PRESS

图书在版编目（CIP）数据

医院卫生服务管理 / 迟静等主编 .-- 北京 ： 北京

航空航天大学出版社，2024. 9.--ISBN 978-7-5124

-4517-8

Ⅰ. R197.32

中国国家版本馆 CIP 数据核字第 2024GP6968 号

医院卫生服务管理

责任编辑：李　帆

责任印制：刘　斌

出版发行：北京航空航天大学出版社

地　　　址：北京市海淀区学院路 37 号（100191）

电　　　话：010-82317023（编辑部）　010-82317024（发行部）　010-82316936（邮购部）

网　　　址：http://www.buaapress.com.cn

读者信箱：bhxszx@163.com

印　　　刷：北京九州迅驰传媒文化有限公司

开　　　本：787mm× 1092mm 1/16

印　　　张：13

字　　　数：235 千字

版　　　次：2024 年 9 月第 1 版

印　　　次：2024 年 9 月第 1 次印刷

定　　　价：68.00 元

编委会

主 编

迟 静　　　威海市中心医院
王立鹏　　济南市莱芜区杨庄镇卫生院
蒋美玲　　济南市第二妇幼保健院
王 娟　　　齐河县卫生健康事业发展中心

副主编

申静静　　济宁市第二人民医院
宿家昌　　烟台市莱山区疾病预防控制中心
张光林　　齐河县卫生健康事业发展中心
刘玉臣　　聊城市传染病医院
谭传鹤　　聊城市传染病医院
李 娜　　　青州市人民医院
张 刚　　　日照市岚山区岚山头街道社区卫生服务中心
徐 宁　　　广州市妇女儿童医疗中心柳州医院
张 峰　　　济南市莱芜区牛泉中心卫生院

前　　言

随着我国医疗卫生体制改革的深入和健康事业的发展，公共卫生工作面临着复杂多变的环境之中，面临着前所未有的创新需求。这就要求医务人员务必遵循医疗卫生制度改革的方向，恪守医疗行业的客观规律，努力提升公共卫生服务质量，使其在更高层次上更好地满足人们的健康需求。"健康中国"战略下，实现基本医疗服务全覆盖是推进基本医疗服务均等化的重要举措，也是当前我国医疗卫生领域的重点工作。

深入推进医疗卫生制度改革，改善国民健康状况，是现阶段卫生行政管理部门、医疗卫生机构和医务工作者共同面临的重大课题。当前，我国医改工作的一项重要内容就是改进和提升医疗卫生机构的公共卫生服务水平。因此，我们组织相关部门的专家编写了《医院卫生服务管理》一书。本书共八章，分别介绍了国家基本公共卫生服务概述、公共卫生管理概述、医院公共卫生服务内容与管理、面向患病人群的基本公共卫生服务项目、医疗卫生机构人力资源管理、公共卫生护理概述、慢性病患者健康护理、传染病与公共卫生护理。

本书在编写过程中难免存在不足之处，恳请读者批评指正，以便后续改进。

编　　者

2024 年 7 月

目　　录

第一章　国家基本公共卫生服务概述

国家基本公共卫生服务项目于 2009 年在全国范围内启动，为了规范城乡基层医疗卫生机构的服务项目，原卫生部在总结各地实施基本公共卫生服务项目经验的基础上，组织制定了《国家基本公共卫生服务规范（2009 年版）》（以下简称《规范》），作为乡镇卫生院、村卫生室和社区卫生服务中心（站）等城乡基层医疗卫生机构为居民免费提供基本公共卫生服务项目的参考依据，其他医疗卫生机构提供国家基本公共卫生服务项目可参照执行。城乡基层医疗卫生机构开展国家基本公共卫生服务应接受各专业公共卫生机构的业务指导。地方各级卫生行政部门可根据《规范》的基本要求，结合当地实际情况制定本地区的基本公共卫生服务规范。

第一节　基本公共卫生服务概述

一、基本公共卫生服务的定义

基本公共卫生服务是由社区卫生服务中心、乡镇卫生院、村卫生室等城乡基层医疗卫生机构负责组织实施的，向全体居民免费提供且以预防和控制疾病为主要目的的最基本的公共卫生干预措施。

在《规范》中明确了基本公共卫生服务的服务对象、服务内容、服务流程、服务要求与工作指标，凡是具有中国国籍的公民，不论身处城市或农村，属于户籍或非户籍常住人口，都能享受国家基本公共卫生服务。

二、基本公共卫生服务项目的定义

基本公共卫生服务项目是针对我国当前城乡居民存在的主要健康问题，以儿童、孕产妇、老年人、慢性疾病患者、肺结核患者和严重精神障碍患者为重点服务人群，由基层医疗机构负责组织实施，面向全体居民提供的最基本且免费的公共卫生服务项目。

基本公共卫生服务项目主要由乡镇卫生院和社区卫生服务中心负责组织实施，村卫生室、社区卫生服务站应分别接受乡镇卫生院、社区卫生服务中心的业务管理并合理承担公共卫生服务任务。

根据《卫生部关于疾病预防控制机构指导基层开展基本公共卫生服务的意见》（卫疾控发〔2012〕42号）要求，各级疾病预防控制机构及相关专业防治机构，特别是县级疾病预防控制机构及相关专业防治机构要以服务基层为宗旨，坚持预防为主、防治结合，指导基层医疗卫生机构切实发挥基本医疗和公共卫生服务的双重网底作用。

多部委《关于促进基本公共卫生服务逐步均等化的意见》（卫妇社发〔2009〕70号）中指出的有关精神和疾病预防控制工作实际，疾病预防控制机构应加强有针对性的指导，实施实用性培训，推行实效性考核。将指导基层落实有关基本公共卫生服务作为疾病预防控制工作的重中之重，真正使乡镇卫生院、村卫生室、社区卫生服务机构成为预防疾病、促进健康的重要力量，使城乡居民真正享有均等化的基本公共卫生服务。

三、开展基本公共卫生服务的目的和意义

基本公共卫生服务项目覆盖全体居民，与人们的日常生活和健康息息相关。该项目是政府购买公共卫生服务、基层医疗机构组织实施、让居民免费享受的国家基本卫生保健服务，其经费由各级财政共同支出，这是党和政府实施的一项惠民政策。2015年，我国首次提出"健康中国"国家战略，此战略以人民健康为核心，坚持基层为重点，以"共建共享，全民健康"为主题，以改革创新为动力，预防为主，中西医并重，把健康融入所有政策。2016年，中共中央、国务院印发《"健康中国2030"规划纲要》（以下简称《纲要》），提出优化全民健康服务的内容，要强化覆盖全民的公共卫生服务，包括加强重大疾病的防控、加强慢性病的综合防控和重大传染病的防控；完善计划生育服务管理，促进人口均衡发展；推进基本公共卫生服务均等化，继续完善国家基本公共卫生服务项目和重大公共卫生服务项目的实施；强调基本公共卫生服务在"健康中国"建设中的重要性。

基本公共卫生服务是我国医药卫生体制改革的一项十分重要的内容，是我国公共卫生领域的一项长期的、基础性的制度安排，是落实"预防为主、维护健康"的大事，因此，已成为我国公共卫生制度建设的重要组成部分。《纲要》是指导我国各医疗机构开展健康

服务，保障人人享有基本医疗卫生服务，实现基本公共卫生服务均等化的指导性文件，也是促进基本公共卫生服务逐步均等化的重要内容。

四、国家基本公共卫生服务项目

依据《"十四五"国民健康规划》的相关要求，2022 年，国家卫生健康委员会发布《关于做好 2022 年基本公共卫生服务工作的通知》（国卫基层发〔2022〕21 号），进一步完善了国家基本公共卫生服务工作的内容，通知中提出，2022 年，国家基本公共卫生服务经费人均财政补助为 84 元，并明确国家基本公共卫生服务项目包括以基层医疗卫生机构为主实施的服务项目（12 项）和不限于基层医疗卫生机构实施的服务项目（16 项）。

（一）基层医疗卫生机构实施的服务项目

（1）居民健康档案管理。

（2）健康教育。

（3）预防接种。

（4）0～6 岁儿童健康管理。

（5）孕产妇管理。

（6）老年人健康管理。

（7）慢性病患者健康管理（包括高血压患者健康管理和 2 型糖尿病患者健康管理）。

（8）严重精神障碍患者健康管理。

（9）肺结核患者健康管理。

（10）中医药健康管理。

（11）传染病及突发公共卫生事件报告和处理。

（12）卫生监督协管。

这 12 项基本公共卫生服务，服务内容各有侧重，服务人群特点各有不同。其中，居民健康档案管理、健康教育、传染病及突发公共卫生事件报告和处理以及卫生监督协管服务主要面向全人群；0～6 岁儿童、孕产妇、老年人健康管理，预防接种和中医药健康管理主要面向特殊人群；慢性病患者健康管理（包括高血压患者健康管理和 2 型糖尿病患者健康管理）、严重精神障碍患者健康管理、肺结核患者健康管理主要面向患病人群。

2009 年起，针对主要的传染病、职业病、慢性病等重大疾病和严重威胁妇女、儿童等重点人群的健康问题，以及突发公共卫生事件预防与处置的需要，国家在基本公共卫生服务项目的基础上同步设立了重大公共卫生项目，并开展包括结核病、艾滋病等重大疾病防控工作，推进国家免疫规划，实施农村孕产妇住院分娩补助等，陆续增补了 15 岁以下人群补种乙肝疫苗，消除燃煤型氟中毒危害，农村妇女孕前和孕早期补服叶酸以预防出生缺陷，贫困白内障患者复明，农村改水改厕等一系列项目。

2019 年，国家卫生健康委组织起草了《新划入基本公共卫生服务工作规范（2019 年版）》，其中包括新划入的基本公共卫生服务相关工作项目共 19 项，制定项目开展工作规范，明确地方病防治、职业病防治和重大疾病及危害因素监测 3 项工作为每年确保完成的工作，其余 16 项工作由各省份结合本地实际实施。相关工作不限于基层医疗卫生机构开展。

（二）不限于基层医疗卫生机构实施的服务项目

（1）地方病防治。

（2）职业病防治。

（3）人禽流感、SARS 防控项目管理。

（4）鼠疫防治项目管理。

（5）国家卫生应急队伍运维保障管理。

（6）农村妇女"两癌"检查项目管理。

（7）基本避孕服务项目管理。

（8）贫困地区儿童营养改善项目管理（2022）。

（9）贫困地区新生儿疾病筛查项目管理（2022）。

（10）增补叶酸预防神经管缺陷项目管理。

（11）国家免费孕前优生健康检查项目管理。

（12）地中海贫血防控项目管理。

（13）食品安全标准跟踪评价项目。

（14）健康素养促进项目管理。

（15）老年健康与医养结合服务管理。

（16）卫生健康服务项目监督管理。

（李娜）

第二节　我国公共卫生服务的发展历史与现状

中华人民共和国成立以来，我国的公共卫生事业经历了几个重要的阶段。

一、公共卫生的起步阶段

1949—1978 年为公共卫生的起步阶段。为了解决中华人民共和国成立之初缺医少药，传染病、地方病横行，居民健康水平极为低下等问题，制定了"面向工农兵、预防为主、团结中西医、卫生工作与群众运动相结合"的公共卫生方针，为我国的卫生事业发展指明了方向，其中"预防为主"的原则贯穿了我国公共卫生事业发展的全过程。中华人民共和国成立后，在全国范围内逐步构建起卫生防疫体系，原卫生部公共卫生局于 1953 年更名为卫生防疫司。至此，中国的公共卫生体系初步建立。

由于经济落后、人口众多，大量的居民集中在缺医少药的基层农村地区。为了预防和消除传染病、地方病，改善居民健康状况，我国创造了"赤脚医生""合作医疗"和"三级卫生网"的农村卫生事业的"三大法宝"，走出了一条具有鲜明中国特色的公共卫生发展道路。"赤脚医生"这种卫生服务形式成本低，在短期内解决了中国农村基层的卫生问题，为早期的中国公共卫生发展作出了巨大贡献。"合作医疗"是以大病统筹为主的农民医疗互助共济制度，由农民自愿参加，个人缴费、集体扶持和政府资助多方筹资，缓解了农民因病致贫和因病返贫的现象，该制度可确保农村居民，尤其是患大病重病的农村居民能够看得起病。"三级卫生网"是指在农村县、乡、村逐级建立起来的农村卫生服务体系，以县级医疗卫生机构为龙头，乡镇卫生院为主体，村卫生室为基础，共同承担农村县域内预防保健、基本医疗、卫生监督、健康教育、计划生育技术指导等任务，以实现"小病不出村、一般疾病不出乡、大病基本不出县"的目标。世界卫生组织和世界银行评价"三大法宝"为"花最少的钱，实现最大的健康收益"。

二、公共卫生的改革阶段

1978—2001 年为公共卫生的改革阶段。在此阶段，中国经济由计划经济体制转型为市场经济体制，相应地，中国卫生事业发展方向也发生了转变，由之前的以"预防为主"逐渐转变为更加重视效率的"重医轻防"。同时，各级医疗卫生机构被赋予更多的自主权，逐步实现"自主经营、自负盈亏"。但此转变对公共卫生事业来说并不是一个好消息。由于政府投入不足、公共卫生服务项目又缺少盈利点，不少基层医疗卫生机构入不敷出，大量优质医疗人才从基层医疗卫生机构流向大医院、大城市，为经济发达地区大医院开展高经济效益项目提供了基础，形成了卫生资源配置的"倒三角"格局，严重影响了人民的健康水平。

三、公共卫生的发展与调整阶段

2001—2009 年为公共卫生的发展与调整阶段。国家疾控中心于 2002 年成立，原卫生防疫站的卫生监督职能被剥离，重新设立了卫生监督所。在原有五大卫生职能基础上，新增了慢病调查、妇幼保健等职能，初步形成了四级疾病预防控制体系。

我国公共卫生事业经过十几年不懈努力，在多方面取得显著进展。专业人才培养力度不断加大，基础设施建设大幅提升，传染病网络直报系统基本建立并投入使用，还相继颁布了一系列有关突发公共卫生、食品安全、动物疫情的应急预案和法律法规，为长效机制建设奠定了基础。

四、新医改阶段

2009 年至今为新医改阶段。为了切实解决居民"看病难、看病贵"的问题，纠正医疗卫生服务过度市场化，我国政府启动了新一轮的医药卫生体制改革，提出了中国卫生事业的四大体系，首先是"公平可及的公共卫生服务体系"，为实现基本公共卫生服务均等化的目标，2009 年启动了国家基本公共卫生服务项目。为了更好地管理和规范基本公共卫生服务，国家卫生健康委员会分别于 2009、2011 和 2017 年发布了三版《国家基本公共卫生服务规范》，项目内容也从 2009 年的 9 大类 22 项增加至 2021 年的 12 大类 41 项，人均财政补助标准由 2009 年的 15 元提高到 2022 年的 84 元。

现阶段提供的公共卫生服务项目既有针对当前城乡居民存在的主要健康问题而设的基本公共卫生服务内容，也有针对主要传染病、慢性病、地方病、职业病等重大疾病和严重威胁妇女、儿童等重点人群的健康问题以及突发公共卫生事件预防和处置需要，制定和实施的重大公共卫生服务项目。我国在 2009 年启动了六项重大公共卫生服务项目。从《中国妇幼健康事业发展报告（2019）》中可以看到基本公共卫生服务在妇幼健康领域所取得的重大成就。第一，加大妇幼健康投入力度，建立了包括孕产妇健康管理、0 ～ 6 岁儿童健康管理、预防接种等内容在内的基本公共卫生服务制度。自 2009 年至 2018 年，儿童死亡率明显下降，新生儿死亡率从 9‰降到了 3.9‰，婴儿死亡率从 13.8‰降到了 6.1‰，5 岁以下儿童死亡率从 17.2‰降到了 8.4‰；孕产妇死亡率稳步下降，从 2009 年的 31.9/10 万降至 2018 年的 18.3/10 万，且城乡和地区差距逐渐缩小。第二，建立解决妇女儿童重大健康问题的政策支持制度，优先保障贫困地区妇女儿童。具体如下：（1）住院分娩项目的实施。自 2009 年起，将农村孕产妇住院分娩补助项目纳入重大公共卫生服务项目，对农村孕产妇住院分娩进行定额补助，部分地区实行免费住院分娩，逐步建立起规范的孕产妇管理制度和服务模式，有效保障孕产妇和新生儿健康。（2）积极开展妇女常见病防治，树立个人是健康第一责任人意识。（3）推进妇女重大疾病防治，实施农村妇女乳腺癌和宫颈癌筛查项目，不断提高早诊早治率。第三，加强妇幼保健机构的中西医科室设置及相关适宜技术的推广，落实妇幼保健工作中的中西医并重方针。

（李娜）

第三节　我国公共卫生事业面临的挑战

截至 2023 年，我国公共卫生事业已走过 70 多个年头，虽然发展道路上充满崎岖与坎坷，但已基本建成了较为完善的公共卫生体系，稳步推进国家基本公共卫生服务项目。在提高居民健康水平，保障全民健康公平，推进"健康中国"各方面作出了巨大贡献。回首过去，展望未来，我国的公共卫生事业发展仍面临诸多困难与挑战。

一、基本公共卫生服务项目与人们实际需求之间的差距

随着居民健康素养的不断提升，民众对基本公共卫生服务的需求不断增加，并朝着多元化方向发展。现有的基本公共卫生服务项目在一定程度上滞后于人们日益变化的卫生服务需求。加上"互联网＋"新时代所带来的新型公共卫生问题，要求基本公共卫生服务项目必须及时更新和调整。

二、提升基本公共卫生服务项目质量

基层医疗机构面临专业人员总数严重不足、结构不合理，以及现有人员职业技能水平不高等状况。对于不断增加的基本公共卫生服务项目和不断扩大的服务对象规模，现有基层医疗机构卫生服务人员主要精力是完成指标，这严重影响了公共卫生的服务质量。因此，在项目实施中，必须按照《基本公共卫生服务规范》要求开展随访管理工作，提升服务的精细化程度和质量。

三、整合基本公共卫生服务项目，提高系统运转效率

基本公共卫生服务项目由最初的 9 大类增至 12 大类，例如，在建立全人群健康档案的同时，需对儿童、孕产妇、老人分别开展健康管理服务，还需针对高血压、糖尿病等慢性病进行分开管理。服务对象与服务内容的交叉与重叠，造成信息管理系统的重复建设与重复劳动。

在"防治结合"的原则下，基本公共卫生服务和基本医疗服务割裂现象仍较为明显，如在慢病管理上，全科医生和公共卫生服务人员之间的服务整合程度不高，这对信息管理系统高效运转造成了不良影响。如以南非为例，其在初级卫生保健方面取得的进步很大程度上取决于其对整合型卫生服务的重视。因此，良好的整合是提高信息管理系统运转效率的关键。

除信息管理系统整合程度有待提高外，多数省份基层卫生机构信息系统的建设也相对滞后，存在区域、机构之间信息系统互不兼容、无法互联的问题。这在很大程度上影响公共卫生服务项目的综合效果，也影响了"医防融合"政策的实施。

四、目前基本公共卫生服务系统多数时间仍处于孤军作战状态，其他部门作用有限

近年来，中国卫生与健康工作的重要方针是"将健康融入所有政策"。但是，目前基本公共卫生服务的实施仍然由卫生部门主要负责，其他系统如交通、农业、土地使用、房产、公共安全和教育等未发挥其应有的作用。比如，基本公共卫生服务项目虽然意识到不良生活方式对人们健康的影响，但对影响健康的社会和环境因素仍缺乏足够重视，而单纯

依靠个体生活方式的改变难以达成理想的健康促进效果。这是因为即便是良好的生活方式和膳食模式，也无法避免环境对健康的负面影响，因此，需要政府部门、公民和社会组织携手合作，共同应对复杂的健康问题。

（张刚）

第四节　国外的公共卫生服务发展进程

一、总体概况

在资本主义早期，资本家为了赚取高额利润，使得工人居住在工厂附近的简易房里，那里没有生活污水和垃圾处理设施，狭窄、阴暗、潮湿而且空气不流通，这为霍乱、伤寒、天花等传染性疾病的流行奠定了基础。面对工业革命所带来的健康损害，19世纪下半叶的英国逐步兴起卫生改良运动。第一，兴建自来水厂和供水管网，供给经过消毒的清洁水源；兴建污水处理厂和排水管网，收集污水并予以处理。第二，农业机械化保障了充足的粮食供给，加上冷冻技术的发展，使澳大利亚的肉制品作为日常消费品销往全球。第三，不断改善的城市环境卫生，特别是城市规划与垃圾处理措施，为保障人群健康和控制传染病发挥了重要作用，使普通工人的死亡率从30‰降至1.3‰。这些措施是推动现代公共卫生事业发展的重要工程措施。在工程措施与医学措施的共同推动下，英国国会通过了人类历史上第一个现代公共卫生法——《公共卫生法》。到19世纪末，英国的卫生改良运动已传遍欧洲，且初见成效。同时，细菌学和免疫学的重大突破也极大地推动了公共卫生的发展，并成为公共卫生领域克敌制胜的强大武器。

19世纪50年代，巴斯德和科赫对微生物学作出了卓越贡献，英国国会于1853年通过了疫苗接种法。历史上第一次强制性接种的疫苗是天花疫苗，通过接种天花疫苗，人类实现了消灭天花的目标。同时期的制药工业进入医疗事业的核心，到19世纪末，合成化学和药理学的应用，使制药业得到了长足发展，如从动物体内提取到的肾上腺素以及化学合成的阿司匹林、对乙酰氨基酚等。

第二次世界大战以后，公共卫生领域应用细菌学、免疫学及现代药物学的最新进展，成功控制了严重影响人类健康的鼠疫、霍乱、天花等烈性传染病。随着抗生素的使用、人群营养改善和生活水平的提高，欧洲和美国传染病发病率和死亡率大幅度下降，人均期望寿命显著提高。

二、美国的公共卫生服务发展进程

美国和英国相似，现代公共卫生服务也始于工人阶级因恶劣生活环境所导致的高死亡率和传染病流行。自18世纪末以来，美国为了抑制天花、黑死病、黄热病等传染病，在波士顿等地设立了负责监督和执行隔离原则的委员会，但直到1850年才提出城市或州有责任改善公共卫生条件。在随后的50年里，美国设立了很多相关部门，如卫生委员会、卫生部、公共卫生协会等。

从20世纪30年代到80年代，由于世界大战与冷战的爆发，美国公共卫生部门的主要精力是解决伤员救助与改善非战斗减员（疟疾等传染病）等问题。尤其受冷战期间的"公共卫生无用论"影响，公共卫生部门被进一步边缘化，人员被打散并分流至其他部门。

20世纪80年代以后，尤其是受"9·11"事件、炭疽热事件、卡特里娜飓风袭击等影响，美国下定决心全面改革公共卫生治理体系。美国公共卫生日常工作涉及范围广、任务多，已形成具有多层次、立体化、协同与集成化效应显著的格局，构建了以美国疾病预防控制中心（CDC）为公共卫生体系的"中枢"，政府行为、科学技术、社会动员三位一体，多元交叉的"公共卫生防护网"。同时，联邦政府为提升各级机构公共卫生服务水平，率先制定公共卫生绩效和设施评估标准；重视社区的"前哨"作用，把社会基层打造成公共卫生突发事件防控的精锐力量，这与我国开展的基本公共卫生服务有相似作用；充分发挥高科技优势，将公共卫生体系推向智能化和远程化，2019年，美国通过法案《用更好的数据拯救生命》支持公共卫生的数据现代化。

（张刚）

第五节　对公共卫生服务的展望

人类是一个不可分割的整体，地球是我们共同的家园。在全球化日益加深的今天，环境问题、重大传染性疾病等非传统安全问题越来越成为人类生存和发展的重要威胁，任何人、任何国家都无法独善其身，单打独斗、封闭孤立或逃避是无法解决问题的，世界各国必须休戚与共。为解决全球公共卫生治理危机，2020年3月，习近平主席首次提出"打造人类卫生健康共同体"的理念。这是重大理论创新，也是人类命运共同体的重要组成部分。该倡议的核心内涵是：将人类的卫生健康作为一个有机整体，保障人类共同的卫生健康福祉。在这一重大理论中，阐明了范围，不是部分人独占鳌头、独善其身，而是全人类普遍实践与受益；其目标不是考量政治经济利益，而是保障人类卫生健康福祉；其实现途径不是孤立保守的各自为政，而是有机整体的共同合作。因此，该倡议是超越了本国优先、零和博弈的视角，是站在全人类高度、面向全人类未来提出的、重大的理论创新。打造全人类卫生健康共同体，是人类命运共同体在公共卫生领域的具体体现与实践，是人类命运共同体的重要组成部分。该倡议从全人类的共同健康福祉出发，坚持与国际社会和世界卫生组织交流合作，搭建行之有效的全球卫生合作体系，共同解决人类面临的公共卫生问题，帮助卫生系统相对薄弱的国家和地区，保护全人类的健康身体与安全稳定生存环境，为全球公共卫生事业保驾护航。

只有开展全球行动、全球应对、全球合作，加强全球公共卫生体系建设，才能推进全球疾病大流行防范应对，扎牢维护人类健康安全的篱笆，构建人类卫生健康共同体，共同守护人类健康美好未来。

（张刚）

第二章　公共卫生管理概述

公共卫生管理是指通过制定政策、实施措施和监督管理等手段，维护和提升整个社会群体健康水平的一项综合性管理活动。其目标是预防疾病、保护和促进健康，以及应对公共卫生事件和突发疫情。公共卫生管理涉及多个层面和领域，包括国家、地方政府、卫生部门、医疗机构、社区组织和公众等。公共卫生管理机构通过综合性的管理手段，旨在保障人民的健康权益，促进社会全面发展和繁荣。

第一节　公共卫生管理的概念

公共卫生管理机构负责应对突发公共卫生事件，如自然灾害、传染病暴发等。它们组织应急响应、疫情调查、疫苗供应、医疗资源调配等，最大限度地降低疾病传播风险，减少对公众健康的影响；制定和执行公共卫生政策和法规，为公众提供医疗服务、药品监管、环境卫生、食品安全等方面的规范和指导；通过宣传教育、健康活动和社区参与等方式，提高公众对健康问题的认知，促进公众健康行为的改变，助力健康生活方式的养成；管理卫生资源，包括卫生设施、医疗人员、药品和医疗器械等，以确保公众能够获得适当的医疗保健服务。

一、公共卫生的概念

公共卫生是一门科学和艺术，旨在预防疾病、延长寿命和促进身心健康。它是在大卫生观的指导下，遵循政府领导、部门协同、社会动员和人人参与的原则展开的。公共卫生利用预防医学、健康促进、环境卫生、社会科学等技术和手段，通过社会的共同努力来改善环境卫生条件，预防和控制传染病和其他疾病的流行，培养良好的卫生习惯和文明的生活方式，促进公众健康。

公共卫生体系由国际公共卫生组织、地方公共卫生组织和社区公共卫生组织等各个层级组成。与传统的医疗服务相比，公共卫生注重的是整个社区或人群的健康，强调预防疾病和促进健康，而不仅仅是治疗疾病。公共卫生着眼于全面提升人民的健康水平，关注社会健康问题的根源，注重干预措施的科学性和可行性。

为了合理、公平、高效地配置公共卫生资源，明确公共卫生的定义至关重要。公共卫生的核心是通过科学的方法，预防疾病、延长寿命和促进健康，以保障人民的身体和心理健康。这需要政府、社会各界和个人共同努力，建立健全公共卫生体系，推动整个社会的健康发展。

公共卫生服务具有成本低、成效显著的特性，但其社会效益回报周期相对较长。在国外，各国政府在公共卫生服务中扮演着重要角色，政府的干预作用在公共卫生服务工作中是不可替代的。许多国家对各级政府在公共卫生服务中的责任都有明确的规定和限制，并建立监督和评估机制，以促进各级政府更好地发挥作用。

然而，在我国，部分行政决策者受到经济利益驱动，更加重视能够带来短期收益的项目，削弱了政府对公共卫生的重视和行政干预力度。政府在公共卫生领域存在分工和职责范围不明确的状况，特别是在农村公共卫生方面更加模糊。因此，迫切需要明确各级政府的职责和任务，以便更好地履行其职责。

尽管中央文件多次提及公共卫生，但对其内涵的理解可能存在差异。因此，建议我国设立相应的权威机构或授权研究机构，来明确定义公共卫生的内涵和范围。各级政府应在公共卫生工作中发挥指导作用，并进行分级管理。中央政府在公共卫生方面的职责主要包括制定全国性公共卫生任务和健康目标，为全国范围内的公共卫生工作提供整体指导和政策制定。省级政府负责协调中央政府与地方政府的关系，发现本省的主要公共卫生问题，为中央政府制定政策提供依据，并指导地方政府的具体工作。地方政府承担具体实施公共卫生任务的责任，提供公共卫生保健服务，满足本地区居民的公共卫生保健需求。这样的分工和职责明确有助于确保公共卫生工作的有序进行，提高政府在公共卫生领域的效能，更好地满足人民的健康需求。通过明确各级政府的职责，促进彼此间的协调合作和合理分工，我们可以建立起一个高效的公共卫生体系，为全国人民的健康提供可靠的保障。

二、公共卫生的范畴

在医学领域的分类里，"公共卫生"的内涵相对明确。它指的是针对社区或整个社会的医疗措施，这与个人医疗措施在医院中的个体治疗不同。公共卫生的范畴包括但不限于疫苗接种、健康宣教、卫生监督、疾病预防和控制以及各种流行病学手段等。它不仅仅针对传染病，也针对其他疾病和健康问题。

然而，当经济学家（包括卫生经济学家）提到"公共卫生"一词时，他们指的并不完全是医学内涵下的"公共卫生"，而是从经济学的角度出发，讨论由政府应承担的健康服务或手段。这种经济学观点认为，由于公共卫生具有特殊性和社会效益，政府应该在这方面进行投资和提供资金支持。这包括了为社会提供公共卫生设施、投入资金和资源，并制定政策和规范以提高公众的健康水平。

尽管"公共卫生"一词在医学领域有明确的定义，但在经济学领域中，它更强调政府应承担的健康服务和资金支持。这种经济学观点强调公共卫生的社会效益和经济合理性，以及政府在公共卫生领域的重要作用。

三、公共卫生管理的概念与界定

公共卫生管理是指根据国家法律法规、相关政策以及人民群众对公共卫生服务的需求，运用管理科学的理论、知识和方法，研究公共卫生活动的组织结构、服务体系、运作特点、内在机制和发展规律的一种管理实践。其目标是合理配置公共卫生服务资源，提升人民群众的健康水平和生活质量。

公共卫生管理是指在社会层面上，为了保障公众的健康和预防疾病的发生，对公共卫生事务进行组织、协调和监督的过程。它涉及政府、卫生部门、专业机构以及利益相关者的合作与协调。公共卫生管理的主要目标是保障社会的整体健康水平，预防疾病的传播和控制疫情的发生，增强公众的健康意识和促进公众的健康行为。它包括以下方面的内容。

（一）疾病监测与流行病学调查

通过对疾病的监测和流行病学调查，及时获取疾病的发生态势和传播情况，为制定有效的预防和控制策略提供科学依据。

（二）健康促进和宣教

通过开展健康教育、宣传活动，提高公众对健康问题的认识和意识，引导人们养成健康的生活方式和良好的行为习惯。

（三）疾病预防和控制

制定和实施疫苗接种计划、传染病防控策略等，通过预防措施减少疾病的发生和传播。

（四）卫生监督和法规管理

加强对卫生设施、食品安全、环境卫生等方面的监督和管理，确保公众生活环境的卫生安全。

（五）突发公共卫生事件应对

在突发公共卫生事件（如疫情、自然灾害等）发生时，组织和协调相关机构和资源，采取紧急措施进行调配和救援。

在公共卫生管理中，政府及卫生行政管理部门扮演着重要角色，它们负责制定相关政策、规划和给予专业指导，协调各方资源，监督和评估公共卫生工作的执行情况。公共卫生管理的目标是保障公众的健康和福祉，预防和控制疾病的传播，提高整个社会的健康水平。

为了实现有效的公共卫生管理，需要更新和确立新的管理理念，适应社会变化和卫生挑战的发展。这包括加强卫生行政管理部门的能力建设，推动信息技术的应用，加强卫生数据的收集和分析，提升卫生监督和监测能力，加强对公共卫生资源的合理配置和利用，促进卫生服务的公平性和可及性。

公共卫生管理还需要与其他部门及利益相关者进行密切合作，形成多部门协同的工作机制，共同应对公共卫生挑战。同时，公众参与也是公共卫生管理的重要方面，通过加强公众的健康教育和宣传，增强公众的健康意识和参与度，促进公众自我管理和健康行为的养成。

公共卫生管理是一个综合性的系统工程，需要政府和卫生行政管理部门采取有效的行政监督和管理措施，与其他相关部门和公众紧密合作，共同推动公共卫生的发展和健康水平的提升。

四、公共卫生管理的影响因素

（一）宏观政策

宏观经济政策对公共卫生的影响是显著的。经济政策能够借由对家庭和个人收入、收入分配以及卫生保健和其他部门的资源投入来影响公众健康。其他政策领域，如农业、工业、环境保护等，也会对公共卫生管理产生重要影响。

（二）市场经济体制

市场经济体制下，不健全的社会保障体系可能影响公共卫生福利的公正性。不正当的产品竞争可能导致忽视产品质量，同时也可能对政府和相关部门的公共卫生投入产生影响。市场经济的全面开放和文化交融也可能对公共卫生管理构成挑战，例如，艾滋病和性病的流行以及吸毒人群的增加等。

（三）人口和生活方式的变化

人口结构的变化，如人口老龄化的增加，可能导致慢性病的增加。预期寿命的增长放缓可能意味着没有及时采取有效的环境和生活方式干预措施，反映出公共卫生政策的滞后。经济发展的不均衡也决定了不同地区和人群的疾病类型、主要健康问题和危险因素的多样性，因此，需要采取针对性的公共卫生策略。

（四）社会文化因素

社会文化因素对公共卫生管理具有重要影响。社会价值观念、信仰体系、生活习惯和行为方式等会影响公众对健康问题的认知和行为选择。文化差异和社会不平等也可能导致不同群体之间的公共卫生差距。

（五）科技因素

科技进步对公共卫生管理产生深远影响。新的医疗技术、药物和诊断工具的发展有助于提升疾病预防、治疗和监测的能力。信息技术的应用也可以提升公共卫生数据的收集、分析和共享能力，为公共卫生决策的制定与干预措施的施行提供有力支撑。

公共卫生管理受到宏观政策、市场经济体制、人口和生活方式的变化、社会文化因素以及科技因素等多个因素的影响。理解和应对这些影响因素，制定相应的公共卫生策略和管理措施，是确保公众健康和社会福祉的重要任务。

五、公共卫生管理的特点

（一）公共性

公共卫生管理的目标是保障整个社会群体的健康，而不仅仅是个体的健康。公共卫生服务是一种公共产品，其供给和管理需要政府的介入和协调，以确保公众的健康和福祉。

（二）预防导向

公共卫生管理要注重预防疾病和促进健康，而不仅仅是治疗疾病。通过采取各种措施，如健康教育、疫苗接种、疾病监测和控制等，预防疾病的发生和传播，提高公众的整体健康水平。

（三）综合性

公共卫生管理涉及多个领域和部门的合作与协调，包括卫生部门、教育部门、环境保护部门、社会福利部门等。通过整合各种资源和专业知识，实施综合的公共卫生策略和干预措施，以应对复杂的健康问题。

（四）社会参与

公共卫生管理强调社会参与的重要性。公众、社区组织、非政府组织等应参与公共卫生政策制定、项目实施和评估过程，以确保公共卫生服务的针对性和可持续性。公众的意识和行为对于公共卫生管理的成功至关重要。

（五）数据驱动

公共卫生管理依赖于科学的数据和证据。通过收集、分析和利用公共卫生数据，可以了解疾病的流行情况、危险因素的分布以及干预措施的效果。以数据驱动的决策和行动可以提高公共卫生管理的效率和效果。

（六）应急响应能力

公共卫生管理需要具备紧急响应和灾难管理的能力。在突发公共卫生事件或疫情暴发时，需要快速采取措施进行监测、控制和救治，以最大限度地减少疾病的传播和影响。

（王立鹏）

第二节 公共卫生管理的主要内容

公共卫生管理涉及基础医学、临床医学和预防医学的基本知识，同时也需要掌握公共卫生事业管理理论、管理技能和管理方法。具备这些知识和技能的人员能够在卫生行政机构、各级医疗卫生单位以及城乡基层医疗机构等从事疾病预防控制和卫生事业的管理工作。

一、疾病预防控制管理

疾病预防控制管理是指一个国家或地区通过法律法规和相关政策组织卫生资源，对影响人群健康的重大疾病采取有效的预防与控制措施，消除或减少其对居民健康的影响，提高人群健康水平的过程。疾病预防控制管理包括传染病控制管理、慢性病控制管理、职业病控制管理、地方病控制管理、寄生虫病控制管理、突发公共卫生事件应急管理等。

（一）传染病控制管理

传染病是指由各种致病性微生物引起的具有传染性的疾病。我国传染病发病相对稳定，但仍不容忽视。当前传染病病种虽然得到控制，但仍有散发疫情，如鼠疫、霍乱等。肠道传染病在农村的发病水平依然较高。病毒性肝炎、结核病仍是我国高疾病负担的主要传染病种。新中国成立初期已被控制的性传播疾病（如淋病和梅毒）的发病率在 1990 年左右开始快速上升，至今仍处于高发状态。艾滋病呈现新特点。禽流感、流感大流行的威胁持续上升。

《中华人民共和国传染病防治法》是新中国成立以来第一部有关传染病管理的卫生法律，标志着我国传染病管理走上法治化管理的轨道。《中华人民共和国传染病防治法》规定，传染病分为甲类、乙类和丙类，共 37 种。我国对传染病实行预防为主、防治结合、分类管理的方针。传染病防控管理的措施包括传染病报告和针对传染源、传播途径和易感人群的多种防控措施，以及扩大免疫计划、群体化预防或化学疗法、保证食品和水安全、安全注射和灭菌、安全有效地使用血液和血制品、媒介控制等具体有效的预防控制方法。

（二）慢性病控制管理

慢性非传染性疾病（简称慢性病）是指长期的、不能自愈的、几乎不能被治愈的疾病。当前备受关注的慢性病主要包括心脑血管疾病、恶性肿瘤、慢性阻塞性肺疾病（COPD）、代谢性异常、精神异常与精神病、慢性职业病、遗传性疾病和其他疾病等。

随着工业化、城镇化、人口老龄化和生活方式的变化，慢性病也成为我国居民最主要的死因之一，其流行趋势呈现以下特点：慢性病流行形势十分严峻，其导致的经济负担沉重；人力资本消耗严重；主要危险因素难以有效控制；且人口老龄化放大了慢性病的危害。

我国于 1978 年开始在全国设立疾病监测点。慢性病控制管理应遵循以下行动原则：以公共卫生系统为主导；建立支持环境，强调个人责任；立足社区；建立广泛的伙伴关系；依据科学行动；利用现有资源，在现有公共卫生体制中加强慢性病控制工作。

（三）职业病控制管理

职业性危害是指劳动者在从事职业活动中，由于接触生产性粉尘、有害化学物质、物理因素、放射性物质等有害因素对身体健康所造成的损害。职业病是指企业、事业单位和个体经济组织（等用人单位）的劳动者在职业活动中，因接触粉尘、放射性物质和其他有毒、有害物质等因素引起的疾病。2013 年 12 月 23 日，《职业病分类和目录》将职业病分为 10 类 132 种。

职业卫生现状表明职业性危害是社会经济发展的产物。目前，我国的职业病控制管理呈现以下特点：对职业性危害认识不足；急性职业中毒高居不下；恶性、群体性职业病事件时有发生；职业性危害后果严重；一些职业病损害尚未纳入法律保护范畴。

（四）地方病控制管理

地方病是指相对局限于某些特定地区，在特定的自然条件和社会因素条件下，因长期暴露于有致病因素的环境中而经常发生或造成地方性流行的疾病。我国的地方病已知有70 余种，已列入国家重点防治的地方病有鼠疫、血吸虫病、布鲁氏菌病、碘缺乏病、克山病、大骨节病、地方性氟中毒和地方性砷中毒共 8 种，前 3 种属于自然疫源性疾病，后5 种属于地球化学性疾病。

1. 特点

我国地方病的特点有以下几个方面。

（1）地域性：地方病通常发生在特定的地理区域内，与该地区特有的地理环境和气候条件密切相关。例如，肝硬化主要分布在黄土高原地区，血吸虫病主要分布在江南水乡等。

（2）综合性：地方病的发生是多种因素综合作用的结果，包括地质、水文、气候、环境污染、饮食习惯、生活方式等。这些因素相互作用，导致地方病的发生和流行。

（3）长期潜伏性：地方病通常具有较长的潜伏期，患者可能在较长时间内没有明显的症状和体征。这使得地方病的早期诊断和治疗相对困难。

（4）防治困难：由于地方病的复杂性和多因素影响，其防治工作相对困难。地方病的防治需要综合考虑地理环境、社会经济条件、人群生活习惯等各个方面的因素，采取综合性的控制措施。

2. 控制措施

我国地方病的控制措施包括以下几个方面。

（1）改善生态环境：改善地方病流行地区的环境条件，包括水质改善、土壤污染治理、室内空气质量改善等。例如，对于血吸虫病流行地区，可以进行水生态修复和改善，减少病媒螺虫的滋生和传播。

（2）改善饮食卫生和营养：加强地方病流行地区的饮食卫生教育，引导居民合理膳食，避免食用可能导致地方病发生的食物。同时，加强对营养不良的预防和治疗，提高居民的整体健康水平。

（3）早期筛查和诊断：建立地方病的早期筛查和诊断机制，通过定期体检、血液检测等方式，发现患者并及早进行治疗。特别是对于潜伏期较长的地方病，早期筛查和诊断至关重要。

（4）健康教育和宣传：加强对地方病的健康教育和宣传工作，提高居民对地方病的认识和防治意识。通过开展宣传活动、制作宣传资料、组织健康讲座等方式，提高公众的健康素养和自我防护能力。

（5）综合干预：根据地方病的具体特点，采取综合干预措施，包括药物治疗、疫苗接种、防蚊虫措施、个人防护设施的使用等。例如，对于疟疾，可以对病例采取药物治疗，同时推广疟疾疫苗接种和采取防蚊虫措施。

（6）健康监测和评估：建立健康监测和评估体系，定期对地方病的发生和流行情况进行监测和评估。通过数据分析和科学评估，及时了解地方病的变化趋势，并调整防控策略和措施。

（7）跨部门合作：加强卫生部门与环境保护、农业、教育、水利等部门之间的合作与协调。通过跨部门的合作，共同治理地方病的多个致病因素，实现综合防控的效果。

（8）社区参与：鼓励和促进地方病流行地区居民的积极参与，加强社区健康教育，组织居民参与地方病防治工作。通过社区层面的合作和行动，增强地方病防控的可持续性和有效性。

不同地方病具有不同的特点和控制措施，因此，在实际工作中需要根据具体情况制定相应的措施和计划。同时，地方病的防控需要持续长期的努力，综合应用多种手段和措施，才能有效控制和消除地方病的发生和流行。

二、卫生监督管理

公共卫生监督是国家卫生行政机构或行政性组织依据法律、法规对社会公共卫生事务进行监督管理的一种行政行为，是国家行政权力的重要组成部分。公共卫生监督的概念有四层含义：公共卫生监督的主体必须是卫生行政部门，或由法律授权的卫生监督机关；公共卫生监督是依据卫生法律、法规和规章的规定，对涉及人民群众健康的各种行为或活动所实施的公共卫生行政执法行为；公共卫生监督的对象是公共卫生监督的相对人——公民、法人和其他组织；公共卫生监督的目的是维护正常的公共卫生和医疗服务秩序，保护人民群众健康及其相关法定权益。

在中国，公共卫生监督是由国家卫生健康委员会及其派出机构、地方卫生健康行政部门以及相关部门共同负责的。现阶段，我国公共卫生监督的主要职责有以下几个方面。

（一）监督卫生法律法规的执行

公共卫生监督机构负责监督和检查各级卫生行政部门、医疗卫生机构、卫生职业人员等是否按照法律法规执行公共卫生工作，包括公共卫生行政管理、医疗机构管理、药品管理、疫苗管理等方面的工作。

（二）监督医疗质量和安全

公共卫生监督机构负责监督医疗机构的质量和安全管理，包括医疗服务质量、医疗器械的安全使用、药品和疫苗的质量管理等，对医疗机构进行定期检查和抽查，并对发现的问题及时进行整改和处罚。

（三）监督食品安全

公共卫生监督机构负责监督食品生产、加工、销售环节的卫生安全，包括食品生产许可证的核发和管理、食品卫生许可证的核发和管理、食品安全标准的制定和执行、食品安全事故的调查处理等。

（四）疾病预防控制

公共卫生监督机构负责监督和指导疾病预防控制工作，包括传染病防控、慢性病防控、职业病防控等，包括组织疫情监测、流行病调查、疫苗接种管理等工作，并对重大疫情进行应急响应和处置。

（五）监管医疗器械

公共卫生监督机构负责监督和管理医疗器械的生产、流通和使用，确保医疗器械的质量和安全，包括审核和批准医疗器械注册申请，进行医疗器械的监督抽查和不良事件的调查处理。

（六）卫生监督执法

公共卫生监督机构依法开展卫生监督执法工作，对违法违规行为进行查处和处罚，其有权施行检查、取样、封存、扣押等措施，并可以将涉嫌犯罪的行为移送司法机关处理。

（七）卫生应急管理

公共卫生监督机构参与组织卫生应急管理工作，包括突发公共卫生事件的应急响应、应急物资的储备和调配、应急演练和培训等。

（八）卫生监督信息化建设

公共卫生监督机构负责卫生监督信息化建设，推动信息化技术在公共卫生监督工作中的应用，加强信息共享和数据管理。

以上职责仅涵盖了公共卫生监督的主要内容，实际工作中可能根据地方和具体情况有所不同。公共卫生监督的目标是保障公众的卫生安全，防范和控制各类卫生风险，提高卫生水平和医疗质量，确保人民群众的身体健康。

三、妇幼保健管理

妇女儿童健康是人类持续发展的前提和基础，妇女儿童健康指标不仅是国际上公认的基础性健康指标，更是衡量社会经济发展和人类发展的重要综合性指标。

妇幼保健管理是指妇幼卫生机构运用现代医学和社会科学的基本理论、技能和方法，研究妇女儿童身体健康、心理行为及生理发育特征的变化及其规律，分析影响妇女儿童健康的环境因素和社会因素，制定保健措施，动员社会力量，有效控制危险因素，保护和促进妇女儿童身心健康。

随着医疗技术的进步和卫生保健服务的普及，我国妇女的整体健康状况有所改善。妇女的预期寿命延长，生育保健和妇科疾病治疗水平提高，妇女的生殖健康得到更多关注。通过大力推进儿童保健和母婴保健工作，我国儿童的生存率显著提高。新生儿死亡率和儿童死亡率持续下降，儿童的健康状况得到有效改善。我国实施了一系列的营养改善计划，重点关注儿童的营养需求和健康发展。儿童普遍享有充足且良好的营养供给，慢性营养不良和相关疾病的发生率有所下降。我国还加强了对妇女和儿童健康服务的投入，推动基层卫生服务体系建设和社区医疗机构发展，妇幼保健院和儿童医院数量的增加，服务网络的完善，促使妇女和儿童能够更方便地获得健康服务。

尽管我国在妇女儿童健康方面取得了很大的进展，但仍然面临诸多挑战。一些偏远地区和贫困地区的妇女儿童健康状况相对较差，存在着城乡和地区之间的差距。此外，妇女和儿童面临的营养失衡、疾病预防和健康教育等问题仍然需要进一步改善。为了促进妇女儿童的健康发展，我国将继续加大投入，完善政策措施，提高健康服务的质量和覆盖范围，促进妇女儿童健康水平的全面提升。

（王立鹏）

第三节　医疗机构公共卫生管理的概念和特点

一、概述

医疗机构是公共卫生体系的重要组成部分，是传染病及突发公共卫生事件早发现、早报告、早处置的前沿阵地，是开展高血压、糖尿病、肿瘤等慢性病防治和妇女儿童保健服务的重要力量。但是，受多种因素的影响和制约，医疗机构在公共卫生工作方面还存在不少薄弱环节，甚至存在落实不到位的问题。医疗机构与专业公共卫生机构之间缺乏有效的协调联动机制，难以实现防与治的有机融合，难以满足广大群众日益增长的健康需求。特别在二级以上医疗机构，承担公共卫生工作的科室比较分散，内部缺乏统一的协调管理，新增公共卫生任务没有明确的责任科室和人员承担，影响了医疗机构公共卫生职能的发挥和任务落实。

加强医疗机构公共卫生工作不仅是深化医药卫生体制改革的重要内容，也是坚持公立医院公益性的具体体现。各级卫生计生行政部门和医疗卫生机构要充分认识加强医疗机构公共卫生工作的重要性和必要性，切实加强组织领导，强化医疗机构承担法定和政府指定的公共卫生服务职责，健全完善医疗机构和专业公共卫生机构之间密切协作的工作机制，促进"防"与"治"的深度融合，维护和保障人民健康。

（一）我国医疗机构公共卫生管理学学科内涵和基本特征

在当前卫生法律法规和政策文件中，对基本公共卫生的内涵和范围并没有明确界定。然而，确保基本公共卫生服务的提供是中国卫生体系建设的重要目标之一。在中国，基本公共卫生工作通常由多个部门共同参与和协调。中央政府在基本公共卫生工作中扮演重要角色，主要负责制定基本公共卫生任务和健康目标。中央政府通过相关政策和指导性文件，推动基本公共卫生服务向前发展，并提供相应的资金支持。

关于基本公共卫生服务的资金筹措，虽然没有明确的分级筹措机制，但一般由中央政府、省级政府和地方政府共同承担。中央政府通过财政拨款和卫生专项资金等渠道提供资金支持，省级政府和地方政府也根据实际情况筹措相应的资金用于基本公共卫生服务工作。

需要指出的是，以上划分和描述仅为一般情况，实际情况可能因地区和具体政策的差异而有所不同。在未来，中国政府可能会进一步明确和完善基本公共卫生的概念、职责和资金筹措机制，以推动基本公共卫生服务的发展，提高全民健康水平。

公共卫生管理是医学领域中的一门专业，同时也是公共管理的二级学科之一。它涵盖了多个分支学科，如社会医学、卫生事业管理学、卫生经济学、医疗保险学、公共卫生政策、卫生法学和医院管理等。公共卫生管理专业的研究对象主要是社会、社区以及相关卫生机构和人员，旨在运用社会科学和管理科学的理论和方法，揭示社会、文化、经济等因素对群体健康的影响。

公共卫生管理专业的目标是通过采取社会措施来预防和控制疾病，促进卫生事业的发展与改革，提高卫生事业的效率和效益。其最终目的是提高人民的健康水平和生活质量，推动社会经济的发展。公共卫生管理专业致力于通过科学的管理手段和政策措施，提升社会群体的健康水平，预防和控制疾病的传播，保障公众的健康与福祉。

（二）加强医疗机构公共卫生管理工作的对策

医疗机构在公共卫生体系中扮演着重要的角色，其数量众多且分布广泛。作为公共卫生事件的前线阵地，医疗机构在发现和报告突发公共卫生事件方面具有关键作用。因此，迫切需要加强医疗机构的公共卫生管理工作。这包括提高医疗机构对传染病的监测和报告能力，加强医源性感染的预防与控制措施，改善医疗机构的卫生环境和设施，加强医务人员的卫生教育和培训，以及强化医疗机构与公共卫生部门的合作与协调等。通过这些举措，可以提升医疗机构在公共卫生领域的贡献，更好地保障公众的健康和福祉。

二、医疗机构公共卫生管理中存在的主要问题

（一）对医疗机构的作用认识不清

医疗机构在公共卫生领域扮演着至关重要的角色，但其作用并没有得到充分认识和重视。一些行政管理人员没有充分意识到医疗机构在疾病控制中的重要性，导致他们在公共卫生管理工作中缺乏积极性和主动性。

医疗机构是公共卫生工作的基础和前沿，它们是疾病治疗的场所，也是疾病控制的第一线。医疗机构应该具备及时发现、报告和控制传染病的能力，以防止疾病在社区和人群

中的传播。此外，医疗机构在疾病防控策略的制定和实施方面扮演着重要角色，如推广疫苗接种、开展健康教育和宣传、提供疾病筛查和监测等。

然而在实际工作中，医疗机构的疾病控制机制可能存在不足。例如，医疗机构可能缺乏及时检测传染病患者的机制，医务人员的传染病防控培训不够全面，急性传染病现场控制措施不够完善，对疾病防控知识的宣传不足等。这些问题可能导致疾病在医疗机构内部传播，进而威胁到公共卫生安全。此外，医疗机构与疾病预防控制机构之间的协调和合作也需要加强。医疗机构和疾病预防控制机构应该建立有效的沟通渠道，共享信息，协同行动。只有通过密切合作，才能及时发现、报告和控制疾病的传播，保障公众的健康和安全。

因此，提高医疗机构在公共卫生中的作用和认识是非常重要的。行政管理人员应该充分意识到医疗机构的重要性，并提供必要的资源支持，以确保医疗机构能够有效履行其在疾病预防控制中的职责。同时，医疗机构也应该加强自身的能力建设，提高疾病防控水平，为公众提供更好的医疗和卫生服务。

（二）医疗机构中疾病控制运作机制不够健全，措施落实不到位

1. 预防策略不完善

医疗机构在疾病控制方面缺乏系统性的预防策略。预防疾病的工作应该从源头控制开始，包括加强卫生教育、推广健康生活方式、加强环境卫生管理等方面。然而，一些医疗机构更多关注于诊疗和治疗方面的工作，而忽视了预防措施的制定和执行。

2. 感染控制措施不到位

医疗机构中的感染控制措施存在不足。包括个人防护措施的不严格执行、医疗设施和工作环境的清洁和消毒不彻底、医疗废物管理不规范等问题。这些不到位的措施增加了医务人员和患者感染疾病的风险。

3. 监测和报告体系薄弱

医疗机构中的疾病监测和报告体系不够健全。及时监测疾病的发生和传播情况对于采取有效的控制措施至关重要。然而，一些医疗机构缺乏完善的监测机制，导致疾病的发现和报告存在滞后和不准确的情况。

4. 多学科协作不足

疾病控制需要多学科协作，包括临床医生、流行病学家、感染控制专家等的合作。然而，医疗机构中不同学科之间的协作和沟通存在不足，导致疾病控制工作的整体效果受到影响。

（三）医疗机构与疾病控制机构之间缺乏有效的联系与协调

1. 信息共享不畅

医疗机构和疾病控制机构之间存在信息共享困难。医疗机构收集到的疾病病例和流行趋势信息往往没有及时传递给疾病控制机构，使得疫情监测和控制工作的及时性和准确性受到影响。

2. 协调合作不充分

医疗机构和疾病控制机构之间的协调合作不够紧密。疫情暴发时，医疗机构需要与疾病控制机构密切合作，共同制定和执行应对策略。然而，由于缺乏有效的沟通渠道和协调机制，医疗机构和疾病控制机构之间的合作往往难以开展。

3. 疫情应急响应不协调

在疫情暴发或其他突发公共卫生事件发生时，医疗机构和疾病控制机构的应急响应需要密切配合和协同作战。然而，如果两者之间没有建立起有效的联系和协调机制，应急响应行动可能会延误。

医疗机构应加强对公共卫生工作的重视，加强感染控制和预防工作，提高公共卫生意识和能力。同时，疾病控制机构应加强对医疗机构的指导和支持，及时提供科学的防控方案和策略，确保公共卫生工作的顺利进行。只有通过双方的合作与协调，才能形成有效的公共卫生体系，更好地维护人民的健康和社会的稳定。医疗机构和疾病控制机构共享信息，协同行动，才能更好地发现、报告和控制疾病传播，保障公众的健康和安全。对于医疗救治体系和疾病控制体系之间的脱节问题，需要加强政策引导和完善管理机制，以促进二者有机结合和协同发展。

（四）医疗与预防之间缺乏交叉学科的理论研究

目前我国教育体系在公共卫生与临床医学交叉学科研究方面存在缺陷。这种分割导致临床医护人员和公共卫生医生在知识储备和意识层面出现不对等状况，限制了疾病的综合防控能力。为了解决这个问题，需要建立专门的机构来推动医疗与预防交叉学科的理论研究，并制定相应的教材、机制和规范，以推动教育体系的改革。只有通过理论研究和教育体系的改革，才能实现公共卫生与临床医学的有机结合，提高医务人员的综合素质，更好地应对疾病预防和诊治的挑战。

为了解决这个问题，我国迫切需要在今后的实践中逐步建立和完善医疗与预防交叉学科的相关机构和教育体系。这些机构可以提供相关的理论研究和教育培训，培养具备临床医学和公共卫生知识的医务人员。同时，需要制定相应的教材、机制和规范，确保教育内容的科学性和一致性。通过这些改革措施，可以促进临床医学和公共卫生的融合，弥合二者之间的鸿沟。这将有助于医务人员更全面地了解疾病的预防、诊断和治疗，从而提高公共卫生水平，减少疾病的发生和传播，更好地保障人民的健康。

三、医疗机构公共卫生管理对策与措施

（一）确定医疗机构的公共卫生责任

政府应通过制定政策、法规和规范，明确医疗机构在公共卫生管理中的责任，并规范机构和个人的行为，以提高公共卫生水平。医疗机构应被纳入公共卫生工作体系进行管理，充分发挥其在公共卫生工作中的重要作用。

（二）提升公共卫生管理的理论水平

加强学术交流，定期组织公共卫生及相关专题的学术讲座和学术交流活动，学习和借鉴国内外医疗机构公共卫生管理的成功经验，逐步建立和完善我国医疗机构公共卫生管理的理论体系。

（三）加强公共卫生知识培训

对医疗机构的领导和管理人员进行公共卫生知识培训，重点对临床一线的医务人员进行传染病防控知识的全员培训。通过在医疗机构中传播公共卫生政策法规和专业知识，树立医务人员的公共卫生观念，提高其预防医学知识水平，使其能够更好地承担公共卫生责任。

（四）加强与医疗机构和疾病控制机构的合作与交流

建立协调和沟通机制，促进医疗机构和疾病控制机构之间的信息交流，并制定合作工作计划、运行机制和应对突发公共卫生事件的预案。定期检查合作进展情况并开展演练，确保双方紧密配合，共同应对公共卫生挑战。

（五）发挥非政府组织的作用

非政府组织在社会动员、公众参与和卫生科普方面具有独特优势。应充分发挥其在普及卫生科普知识、引导公众行为和参与公共卫生事务方面的作用，通过广播、影视、报刊、互联网、宣传手册等途径，广泛开展公共卫生知识宣传教育活动，推动社会公众对公共卫生问题的科学认知，促进其在公共卫生方面的积极行动。

（六）构建融合的教育模式

开展促进临床医学与预防医学相互融合的理论研究，借鉴国内外先进经验，建立符合中国国情的医学人才培养模式，弥合临床医学和公共卫生之间的鸿沟。通过改革教育体系，培养综合能力强、具备公共卫生意识和预防医学知识的医务人员，实现疾病预防与诊治的有机结合。

（徐宁）

第三章 医院公共卫生服务内容与管理

随着医学模式的转变，健康观、卫生观与生命观的改变，预防概念的更新，以及人类对健康需求的变化，医院预防保健服务的社会功能也得到了进一步的扩展。医院不仅要面向疾病，而且要面向民众健康；不仅要面向院内，而且要面向社区。医院由单纯传统的医疗模式逐步转变为医疗、预防、康复、健康教育一体化的新型医疗模式，负责向社会提供更好的服务，以适应社会发展的客观要求，从总体上提高人们的健康水平和生命质量。

第一节 医院公共卫生管理与疾病控制

一、概述

（一）目前公立医院在疾病防控中的不足

1. 对疾病防控重要性的意识不足

很多医院管理者没有将疾病防控的基础建设、人员建设和流程管理放入"十四五"规划，其政治意识淡薄，大局意识欠缺。这个问题发现得正是时候，要让医院管理者认识到公立医院的功能定位，其不仅在学科建设、科研教育上非常重要，更是国家卫生和防疫工作的一个重要组成部分，在预防和救治环节均需要发挥不可替代的作用。

2. 基础设施和学科建设投入不足

由于对疾病防控工作的认识不到位，很多医院在对未来疫情防控的工作中没有任何投入。提升公共卫生救治能力是在新时代特殊时期下对公立医院建设提出的挑战。具体表现在以下两个方面：一是医院应急救治基础设施条件相对落后、装备水平不高，突出表现为发热门诊的空间布局和资源配置不足，规范化管理有待进一步加强；二是传（感）染、急诊创伤、呼吸、重症医学和院感（感控）等公共卫生相关学科建设较为薄弱，人才储备、技术力量和空间布局相对不足，应急反应和救治能力、实验室快速检测能力、传染病防治科技创新能力有待进一步增强。

3. 疾病防控管理机制未建立

医院疫情防控的内部管理机制有待进一步加强，包括院内应急响应和指挥体系，出入口、街道口、楼宇和重点区域的管控，筛查甄别、监测预警、信息上报流程与机制，多学科会诊和医疗救治制度，院内资源调动和平战结合的管理制度，以及床位应急腾空、队伍集聚、物资设备储备保障等。

（二）对疾病防控进行改善

我国居民的健康现状不容乐观。我国居民慢性病死亡率占整个疾病死亡率的 85%，因慢性病引起的疾病负担占中国整个疾病负担的 70%。我国居民健康现状为：高血压患者达 1.6 亿～1.7 亿人；高血脂患者达 1 亿多人；糖尿病患者已达 9 240 万人；超重或者肥胖症患者 7 000 万～2 亿人；血脂异常居民有 1.6 亿人；脂肪肝患者达 1.2 亿人；平均每 30 s 有一个人患癌症；平均每 30 s 就有一个人患糖尿病；平均每 30 s 至少有一人死于心脑血管疾病。

我国居民的健康状况亟需改善，健康问题已日益成为公众关注的焦点。这些慢性病都是可防可控的，预防是最具成本效益的卫生战略，因此，必须贴近群众卫生需要，做好疾病预防。为了提高人们的健康水平，中国一直有预防疾病并进行早期控制的优良传统。中医的主要思想是预防疾病，其策略为尽早关注轻度患者病情变化，这样不仅可以有效拯救更多的生命，还可避免医疗资源的紧张和提升医疗资源短期运行效果，使更多的患者得到治疗。事实上，当前疫情防控的常态化也是预防疾病发生的科学对策。

不可否认的是，中国医务人员总数占总人口的比例与世界发达国家相比仍存在很大差距。公立医院过度拥挤的情况无法迅速缓解，医务人员的高工作压力无法有效解决。因此，提高疾病微观时期的防治水平，不仅能提高人们的健康水平，减少疾病干扰，提高生活质量，提高平均预期寿命，还能在一定程度上缓解当前医疗资源短缺的情况。

目前，"健康中国"已成为国家战略，加强疾病预防应该是全社会共同的责任和努力方向。推进"健康中国"战略，必须改革并健全疾病防治制度，提高公众医疗保障水平，关注疾病防治过程中的问题和新挑战，增强疾病早期预警能力，努力全面提高疾病预防供给和服务水平，满足人们对美好生活的需求，有效防控疾病。同时，必须加大宣传力度，开展爱国主义健康运动，增强公众疾病预防意识。此外，作为公众个人，也应该学习疾病防控的科学知识，养成健康的生活方式，从根本上提高人们的卫生知识水平。

有所准备，成功在望；没有准备，失败难免。"十四五"规划将保障人民健康放在优先发展的战略地位，坚持预防为主的方针，指出了我国医疗健康发展的方向。只有加强疾病预防并将疾病控制在萌芽状态，人们才能更好地发展出有利于健康生活的模式，形成更好的经济社会发展模式和治理模式，最终实现人民健康和经济社会的健康协调发展。

要充分利用科技手段提高疾病预防控制的效率和能力。通过加大对卫生健康领域科技的投入，推动核心技术的突破和创新，加快发展生命科学、生物技术、医药卫生、医疗设备等领域，弥补我国在这些领域的短板。科技的支持可以构建更快速、准确的疫情监测和预警体系，加强疫苗和药物研发，提高诊断和救治水平，改善疫情防控的整体效果。

积极履行国际义务，与其他国家和国际组织加强合作，共同应对全球公共卫生挑战。通过深入参与国际标准、规范和指南的制定，分享中国在疫情防控方面的经验和做法，提升我国在全球卫生治理体系中的影响力和话语权。同时，与各国卫生部门和国际组织建立紧密的合作机制，共同构建人类卫生健康共同体，推动全球卫生事业的发展和进步。

二、医院传染病预防与控制管理

（一）概述

感染是指病原微生物或条件致病性微生物侵入宿主后进行生长繁殖，并释放毒素或导致机体内微生态平衡失调等的病理生理过程。感染为病原体与宿主之间相互作用的过程，凡是由病原微生物引起的疾病统称为感染性疾病。传染病是由病原微生物（病毒、立克次体、细菌、螺旋体等）和寄生虫（原虫或蠕虫）感染人体后产生的有传染性的疾病。传染病属感染性疾病，但感染性疾病不一定都有传染性，其中有传染性的感染性疾病才称为传染病，这是传染病与其他感染性疾病的主要区别，例如，耳源性脑膜炎和流行性脊髓灰质炎，在临床上都表现为化脓性脑膜炎，但是前者无传染性，无须隔离；后者则有传染性，必须隔离。传染性意味着病原体能通过某种途径感染他人，传染病患者具有传染性的时期为传染期，此为隔离患者的依据之一。不同的传染病具有不同程度的传染性，病原体致病力的大小及人体免疫力的强弱是能否引起显性感染的决定因素。如无人工免疫的干预，有些病原体引起显性感染的概率极高，如麻疹；有些则表现为隐性感染，发病者占极少数，如流行性乙型脑炎。传染病的流行过程在自然和社会因素的影响下，表现出各种特征。在质的方面有外来性和地方性之分，前者指在国内或者地区内原来不存在，而从国外或者外地传入的传染病，如基孔肯雅热；后者指在某些特定的自然和社会条件下在某些地区中持续发生的传染病，如血吸虫病。在量的方面有散发性、流行和大流行之分。散发性是指某传染病在某地近年来发病率的一般水平，当其发病率水平显著高于一般水平时称为流行；某传染病的流行范围甚广，超出国界或者洲界时称为大流行；传染病病例发病时间的分布高度集中于短时间之内称为暴发大流行。传染病发病率在时间上（季节分布）、空间上（地区分布）、不同人群（年龄、性别、职业）中的分布，也是传染病的流行病学特征。

传染病在某一人群中发生和传播，必须具备传染源、传播途径和易感人群三个基本环节。传染源是指病原体已在体内生长繁殖并能将其排出体外的人和动物，包括传染病患者、隐性感染者、病原携带者及受感染的动物。患者是重要的传染源，其体内有大量的病原体，病程的各个时期，患者的传染源作用不同，这主要与病种、排出病原体的数量和患者与周围人群接触的程度及频率有关。传播途径是指病原体自传染源排出后，在传染给另一易感者之前在外界环境中所行经的途径。一种传染病的传播途径既可单一，也可多样。病原体在人体外可存活的时间不同，在人体内的位置、活动方式也不一样，这些均会影响传染的过程。为了生存和繁衍，每一种具有传染性的病原体通常都有特定的传播方式，进行复制后随患者的活动范围可大量散播。主要传播途径有：经空气传播（含经飞沫传播、飞沫核传播、尘埃传播），经水或食物传播（含经水传播、经食物传播），经接触传播（含直接接触传播、间接接触传播），经媒介节肢动物传播，经土壤传播，经医源性传播，经围产期传播（含经胎盘传播、上行性感染、分娩时传播）及多途径传播等。对某一传染病缺乏特异性免疫力的人称为易感者，易感者在某一特定人群中的比例决定该人群的易感性。当易感者在人群中的比例达到一定水平，且存在传染源和合适传播途径时，传染病的流行就很容易发生。

为了预防、控制和消除传染病的发生与流行，保障人体健康和公共卫生，2004 年 8 月 28 日中华人民共和国第十届全国人民代表大会常务委员会第十一次会议修订并通过了《中华人民共和国传染病防治法》。根据传染病的危害程度和应采取的监督、监测、管理措施，参照国际上统一分类标准，结合我国的实际情况，将全国发病率较高、流行面较大、危害严重的急性和慢性传染病列为法定管理的传染病，并根据其传播方式、速度及对人类危害程度的不同，分为甲、乙、丙三类，实行分类管理。甲类传染病又称强制管理传染病，包括鼠疫、霍乱。对于此类传染病，其发生后报告疫情的时限，对患者、病原携带者的隔离、治疗方式以及对疫点、疫区的处理等，均需按法律要求强制执行。乙类传染病又称严格管理传染病，包括传染性非典型肺炎、艾滋病、病毒性肝炎、脊髓灰质炎、人感染高致病性禽流感、麻疹、流行性出血热、狂犬病、流行性乙型脑炎、登革热、炭疽、细菌性痢疾、阿米巴性痢疾、肺结核、伤寒和副伤寒、流行性脑脊髓膜炎、百日咳、白喉、新生儿破伤风、猩红热、布鲁氏菌病、淋病、梅毒、钩端螺旋体病、血吸虫病、疟疾。对乙类传染病要严格按照有关规定和防治方案进行预防和控制，其中，传染性非典型肺炎、炭疽中的肺炭疽、人感染高致病性禽流感这三种传染病虽被纳入乙类，但可直接采取甲类传染病的预防、控制措施。丙类传染病又称监测管理传染病，包括流行性感冒、流行性腮腺炎、风疹、急性出血性结膜炎、麻风病、流行性斑疹伤寒、地方性斑疹伤寒、黑热病、包虫病、丝虫病，除霍乱、细菌性痢疾和阿米巴性痢疾、伤寒和副伤寒以外的感染性腹泻病、手足口病。对丙类传染病要按国务院卫生行政部门规定的监测管理方法进行管理。《中华人民共和国传染病防治法》还规定，国务院卫生行政部门可以根据情况，分别依权限决定传染病病种的增加或者减少。省、自治区、直辖市人民政府对本行政区域内常见、多发的其他地方性传染病，可以根据情况决定按照乙类或者丙类传染病管理并予以公布，报国务院卫生行政部门备案。

《中华人民共和国传染病防治法》规定，在中华人民共和国领域内的一切单位和个人，必须接受疾病预防控制机构、医疗机构有关传染病的调查、检验、采集样本、隔离治疗等预防、控制措施，如实提供有关情况。传染病患者、病原携带者和疑似传染病患者，在治愈前或者在排除传染病嫌疑前，不得从事法律、行政法规和国务院卫生行政部门规定禁止从事的易使该传染病扩散的工作。国家和社会应当关心、帮助传染病患者、病原携带者和疑似传染病患者，使其得到及时救治。任何单位和个人不得歧视传染病患者、病原携带者和疑似传染病患者。医疗机构不得泄露涉及个人隐私的有关信息、资料。医疗机构承担与医疗救治有关的传染病防治工作和责任区域内的传染病预防工作，应当实行传染病预检、分诊制度；对传染病患者、疑似传染病患者，应当引导至相对隔离的分诊点进行初诊。医疗机构不具备相应救治能力的，应当将患者及其病历记录复印件一并转至具备相应救治能力的医疗机构。医疗机构应当按照国务院卫生行政部门规定的传染病诊断标准和治疗要求，采取相应措施，提高传染病医疗救治能力。医疗机构应当对传染病患者或者疑似传染病患者提供医疗救护、现场救援和接诊治疗，书写病历记录以及其他有关资料，并妥善保管。医疗机构发现传染病患者或者疑似传染病患者时，应当及时向辖区的疾病预防控制中心报告。医疗机构应当确定专门的部门或者人员，承担传染病疫情报告、本单位的传染病预防、控制以及责任区域内的传染病预防工作；承担医疗活动中与医院感染有关的危险因素监测、安全防护、消毒、隔离和医疗废物处置工作。医疗机构发现法定传染病疫情或者发现其他传染病暴发、流行以及突发原因不明的传染病时，应当遵循疫情报告属地管理原则，按照国务院规定的或者国务院卫生行政部门规定的内容、程序、方式和时限报告。医疗机构及其工作人员，不得隐瞒、谎报、缓报传染病疫情。医疗机构发现甲类传染病时，应当及时采取下列措施：（1）对患者、病原携带者予以隔离治疗，隔离期限根据医学检查结果确定；（2）对疑似患者，确诊前在指定场所单独隔离治疗；（3）对医疗机构内的患者、病原携带者、疑似患者的密切接触者，在指定场所进行医学观察和采取其他必要的预防措施。

拒绝隔离治疗或者隔离期未满擅自脱离隔离治疗的，可以逐级报告由公安机关协助医疗机构采取强制隔离治疗措施。医疗机构发现乙类或者丙类传染病患者，应当根据病情采取必要的治疗和控制传播措施。为了查找传染病病因，医疗机构在必要时可以按照国务院卫生行政部门的规定，对传染病患者尸体或者疑似传染病患者尸体进行解剖查验，并应当告知死者家属。

《中华人民共和国传染病防治法》规定，医疗机构必须严格执行国务院卫生行政部门规定的管理制度、操作规范，防止传染病的医源性感染和医院感染。医疗机构的基本标准、建筑设计和服务流程，应当符合预防传染病医院感染的要求。医疗机构对本单位内被传染病病原体污染的场所、物品以及医疗废物，必须依照法律、法规的规定实施消毒和无害化处置。医疗机构应当按照规定对使用的医疗器械进行消毒；对按照规定一次使用的医疗器具，应当在使用后予以销毁。医疗机构的实验室要建立严格的监督管理制度，对传染病病原体样本按照规定的措施实行严格监督管理，严防传染病病原体的实验室感染和病原微生物的扩散。

医疗机构要认真依照《中华人民共和国传染病防治法》执行，有下列情形之一的，由县级以上人民政府卫生行政部门责令改正，通报批评，给予警告；造成传染病传播、流行或者其他严重后果的，对负有责任的主管人员和其他直接责任人员，依法给予降级、撤职、开除的处分，并可以依法吊销有关责任人员的执业证书；构成犯罪的，依法追究刑事责任：（1）未按照规定承担本单位的传染病预防、控制工作、医院感染控制任务和责任区域内的传染病预防工作的；（2）未按照规定报告传染病疫情，或者隐瞒、谎报、缓报传染病疫情的；（3）发现传染病疫情时，未按照规定对传染病患者、疑似传染病患者提供医疗救护、现场救援、接诊、转诊的，或者拒绝接受转诊的；（4）未按照规定对本单位内被传染病病原体污染的场所、物品以及医疗废物实施消毒或者无害化处置的；（5）未按照规定对医疗器械进行消毒，或者对按照规定一次使用的医疗器具未予销毁，再次使用的；（6）在医疗救治过程中未按照规定保管医学记录资料的；（7）故意泄露传染病患者、病原携带者、疑似传染病患者、密切接触者涉及个人隐私的有关信息、资料的。

医院依照《中华人民共和国突发事件应对法》《国家突发公共卫生事件相关信息报告管理工作规范（试行）》及《传染病信息报告管理规范（2015版）》规范传染病信息报告及时限，警惕于属突发公共卫生事件范围的传染病疫情，做好及时报告，积极应对疫情处理和医疗救治。医院发现甲类传染病和乙类传染病中的肺炭疽、传染性非典型肺炎、脊髓灰质炎、人感染高致病性禽流感的患者或疑似患者时，或发现其他传染病和不明原因疾病暴发时，应于 2 h 内将传染病报告卡通过网络报告；未实行网络直报的医院应于 2 h 内以最快的通信方式（电话、传真）向当地县级疾病预防控制机构报告，并于 2 h 内寄送出传染病报告卡。对其他乙、丙类传染病患者、疑似患者和规定报告的传染病病原携带者在诊断后，实行网络直报的医院应于 24 h 内进行网络报告；未实行网络直报的医院应于 24 h 内寄送出传染病报告卡。医院要熟悉属于突发公共卫生事件的传染病疫情，尤其是医院内传染病防治管理部门要熟练掌握突发公共卫生事件的报告范围与标准，详见《国家突发公共卫生事件相关信息报告管理工作规范（试行）》。一旦发现属于突发公共卫生事件的传染病疫情要及时核实、报告，立即电话报告主管领导及辖区疾病预防控制中心，便于各级部门及时到现场核实、处理并在规定的时限内完成报告工作，也可保障医院在 2 h 内完成突发公共卫生事件信息报告工作。

（二）医院传染病报告及疫情处理的管理

医院根据《中华人民共和国传染病防治法》《中华人民共和国突发事件应对法》《国家突发公共卫生事件相关信息报告管理工作规范（试行）》《结核病防治管理办法》（卫

生部令第 92 号）《性病防治管理办法》（卫生部令第 89 号）及《传染病信息报告管理规范（2015 版）》及当地的传染病预防与控制管理规定，结合自身实际制定医院传染病管理制度，保障医院传染病疫情报告和处理正常运行。要求全院医务人员（包括进修、实习人员）必须遵守《中华人民共和国传染病防治法》《中华人民共和国突发事件应对法》及当地的传染病预防与控制管理规定，医师必须掌握《中华人民共和国传染病防治法》规定管理的传染病诊断标准和卫生健康委颁布的性病诊断标准及处理原则，熟悉肠道门诊、发热门诊、感染性腹泻、细菌性痢疾、伤寒和副伤寒、霍乱管理和监测规范等。

医务人员发现传染病或疑似病例，按《中华人民共和国传染病防治法》《传染病信息报告管理规范（2015 版）》规定的疫情报告时限向预防保健科报告，同时填写完整的传染病报告卡，传送给预防保健科或投入医院的疫情报告箱，预防保健科及时将传染病报告卡信息录入中国疾病预防控制系统。医务人员发现甲类和乙类传染病中的传染性非典型肺炎、人感染高致病性禽流感、肺炭疽、脊髓灰质炎病例及病原携带者或疑似病例，应立即电话报告预防保健科或医院总值班（晚上或节假日期间报医院总值班），预防保健科或医院总值班马上到现场调查、核实，向主管领导汇报并在其授权下组织医院内相关专家组会诊，如未能排除则应以最快的通信方式向辖区疾病预防控制中心报告，经治医师完整填写好传染病报告卡急送预防保健科，应在 2 h 内录入中国疾病预防控制系统。医务人员遇有危重的疑似传染病例或一天内连续接诊 5 名以上具有相同症状的可疑传染病例，要立即报告预防保健科或医院总值班；预防保健科或医院总值班要及时核实或排除，未能排除的要及时向主管领导报告，视情况请医院传染病防治委员会协助会诊、处理，必要时组织各专业组参与疫情处理；如经传染病防治专家会诊未能排除传染病疫情要用电话立即向辖区疾病预防控制中心报告，经治医师完整填写好传染病报告卡急送预防保健科，应在 2 h 内录入中国疾病预防控制系统。如遇符合突发公共卫生事件报告标准的传染病暴发疫情，按《国家突发公共卫生事件相关信息报告管理工作规范（试行）》要求录入中国疾病预防控制系统。经治医师发现其他乙类和丙类传染病、急性迟缓性麻痹（AFP）病例，应立即填写好传染病报告卡，传送给预防保健科或投入疫情报告箱，预防保健科工作人员要及时将传染病报告卡信息录入中国疾病预防控制系统，从诊断至录入中国疾病预防控制系统应在 24 h 内完成。结合《性病防治管理办法》（卫生部令第 89 号）和医院的实际，属法定传染病的疑似艾滋病患者及病原携带者、淋病及梅毒按乙类传染病报告及处理，其他性病（生殖道沙眼衣原体感染、尖锐湿疣、生殖器疱疹）报告要求在 48 h 内录入中国疾病预防控制系统。

　　检验科、病理科等辅助科室发现传染病阳性结果，要立即向送检临床科室发出报告，便于临床科室及时诊断，并在规定时限内报告疫情；若发现甲类和乙类传染病中的传染性非典型肺炎、人感染高致病性禽流感、艾滋病、肺炭疽、脊髓灰质炎病阳性结果，应立刻向送检科室发报告，同时电话报告预防保健科传染性疾病控制医师。传染病报告实行首诊医师负责制度，由首诊医师负责填写传染病报告卡、个案调查表和相关资料；若在住院患者中发现传染病或疑似病例，不得在患者出院时才上报，必须按传染病报告时限报告。非传染病科室发现传染病或疑似病例后可以在疾病预防控制中心、预防保健科指导下做好疫情处理（如隔离、消毒、接触人群的防护等），及时向传染病科或辖区的定点传染病医院转诊；负责转诊病例的医务人员要对患者和转诊情况做好记录。各科室发现疑似传染病例，且经科内会诊未能排除传染病例时，要按院内会诊程序请医院传染病专家会诊排查，仍未能排除传染病例时，应按辖区医疗转诊程序请辖区定点传染病医院会诊或向辖区定点传染病医院转诊。发现临床诊断传染病例要一边做好报告、隔离救治工作，一边按程序向传染病科或辖区定点传染病医院转诊。疑似传染病例和临床诊断传染病例转诊后要做好终末消毒，转诊病例或建议转诊病例要有记录。对经传染病专家组确定需进行临床观察的患者、不宜转诊的患者，应继续留在指定病区进行隔离观察治疗。对与疑似传染病例、临床诊断传染病例接触的医院内工作人员和密切接触者要依相关传染病的潜伏期进行隔离观察，必要时请辖区级专家和疾病预防控制中心指导。医院护送传染病或疑似病例的医护人员要积极配合接诊单位做好患者的登记和交接工作。

　　医务人员报告急性细菌性痢疾须注明大便常规的白细胞结果，并做好大便细菌培养。发现疑似肺结核患者要结合《结核病防治管理办法》（卫生部令第 92 号）及当地的结核病归口管治要求做好报告、转诊等，非指定结核病收治单位要做好抗结核药管理，一般情况下不能为肺结核患者开抗结核药处方，只有在抗结核药敏试验阳性、疑似肺结核病例病情危重需急救处理或手术等特殊情况下才能开具抗结核药处方。药剂科可按相关规定设专人负责抗结核药物的管理工作，建立抗结核药的领取、发放登记本，单独装订肺结核病处方，保证抗结核药的进货量、处方量和库存量相符；处方上未按要求注明具体诊断的抗结核药，药房应拒绝发药。对于辖区疾病控制中心要求进行个案调查的传染病种，经治医师要完整填写传染病个案调查表，如肝炎、伤寒和副伤寒、麻疹、细菌性痢疾、流行性出血热等。疾病预防控制中心要求送检的传染病种应在送报告卡时做好采样，如麻疹血清、疑似艾滋病患者血清、疟疾阳性血片、细菌性痢疾培养阳性菌株、伤寒和副伤寒培养阳性菌株。临床科室人员要及时采样、留样并报预防保健科，预防保健科按规范将疑似传染病的标本送至疾病预防控制中心，保证送检质量。各临床科室、检验科要配合预防保健科开展传染病防治和监测工作，按时完成分配给科室的监测任务，完成疾病预防控制机构交付给本院的传染病防治和监测任务。各科室兼职公共卫生管理员要负责本科室的传染病报告管理工作，认真督导科员做好传染病报告卡的填写、登记等，每月对本科室的所有病例进行自查，发现有漏报时及时督导经治医师进行补报。预防保健科要有专人负责本院传染病管理工作，每月检查各科室（包括门诊部和住院部）传染病的漏报、迟报和报告卡质量等，汇总、统计各项已开展的传染病监测结果，完成有关本院传染病防治和监测的报表；发现相关科室迟报、漏报传染病时要及时督导该科的经治医师补报。

预防保健科工作人员要熟练掌握法定传染病的分类与分型，将医院传染病报告卡按《传染病信息报告管理规范（2015 版）》准确输入中国疾病预防控制系统。传染病报告卡录入人员对收到的传染病报告卡须进行错项、漏项、逻辑错误等检查，对有疑问的报告卡必须及时向填卡人核实。经治医师发现报告病例诊断变更、已报告病例死亡或填卡错误时应及时进行订正报告，并重新填写传染病报告卡，卡片类别选择订正项，并注明原报告病名。预防保健科工作人员应按订正报告及时输入中国疾病预防控制系统，对报告中的疑似病例的订正报告也应在中国疾病预防控制系统中及时进行排除或确诊。预防保健科工作人员要将纸质传染病报告卡及传染病报告记录按年度归档并保存三年。

为有效控制传染病疫情和防止交叉感染，要加强传染病预检、分诊工作。医院各科室医师在接诊过程中，应当注意询问患者的流行病学史、职业史，结合患者的主诉、病史、症状和体征等对来诊的患者进行传染病的预检。经预检为传染患者或者疑似病例时，须将其分诊至感染性疾病科（含肝炎肠道门诊、发热门诊）就诊。急诊科在夜班时发现传染病或疑似病例，应进行隔离诊治，次日上班时间转诊至感染性疾病科，转诊后做好终末消毒。医院在接到国家卫生健康委员会和省、自治区、直辖市人民政府发布的特定传染病预警信息后，要按照当地卫生行政部门的要求，加强特定传染病的预检、分诊工作。必要时设立相对独立的针对特定传染病的预检处，引导就诊患者先到预检处检诊，初步排除特定传染病后，再到相应的普通科室就诊。

为保证疫情网络直报和疫情应急处理在节假日能够正常运行，可结合医院实际安排好传染病疫情报告处理轮值班并给予相应的保障措施。在节假日预防保健科安排科员轮值一线班，科主任值二线班。值班人员要负责值班期间传染病报告卡的收取、疫情网络直报、疫情应急处理等预防保健相关工作的紧急处理，在按程序处理的同时做好报告工作。保障措施可结合医院的实际，对值班人员发放值班津贴或提供补休，一线值班人员值班一天补休一天或半天，二线值班一个月补休一天，保障疫情报告处理值班人员和临床医技值班人员一样享受应有的值班福利。

医院将各科完成传染病防治和监测任务情况、传染病个案调查质量、传染病报告卡的质量、传染病的漏报和迟报等纳入医院综合目标管理。对不报、漏报、迟报传染病或违反有关传染病防治管理法规的科室和个人，依造成的后果轻重，给予通报批评、行政处分；对情节严重、构成犯罪的，将会被追究法律责任；对严格执行传染病管理制度，全年无漏报、迟报和在传染病防治方面作出突出贡献的科室给予通报表扬。

（宿家昌）

第二节　医院公共卫生管理与免疫接种工作

一、概述

免疫接种是用人工方法将免疫原或免疫效应物质输入机体内，使机体通过人工自动免疫或人工被动免疫的方法获得防治某种传染病的能力。疫苗制剂进入人体后，通过刺激产生抗体，形成疾病免疫力。免疫接种使人体产生抵抗力以达到抗病防病的目的，是一种经济、有效、简便的方法。用于免疫接种的免疫原（即特异性抗原）、免疫效应物质（即特异性抗体）等皆属生物制品。免疫原类的生物制品属疫苗，用减毒或杀死的病原生物（细菌、病毒、立克次体等）或其抗原性物质所制成。疫苗种类包括灭活或减毒微生物的混悬液、微生物制品或衍生物。免疫接种最常见的方法是注射，也可通过口服、皮内、皮下、皮上划痕法及气雾等途径接种。

从预防与控制传染病策略看，免疫接种是根据某些传染病的发生规律，将有关疫苗按科学的免疫程序，有计划地给人群接种，使人体获得对这些传染病的免疫力，从而达到控制或消灭传染源的目的。免疫接种有明确界定的目标群体，也是一项减少人群发生传染病的重要公共卫生措施，是一项容易实施且不影响民众生活方式的公共卫生服务，也是一项投入少、收益高的公共卫生服务。世界卫生组织于 1967 年至 1977 年开展的免疫运动根除了天花的自然发生。实践证明，免疫接种能有效地控制甚至根除疾病。世界卫生组织 1978 年在第 31 届世界卫生大会上明确提出，要在 1990 年前对全世界儿童提供有关疾病的免疫预防。目前世界各地广泛开展免疫接种，有效地减少了传染病的发生和流行，随着新型疫苗研制的迅速发展，在不久的将来人们将有能力预防更多的严重传染病。

我国在 20 世纪 70 年代中期制定了《全国计划免疫工作条例》，将儿童免疫纳入国家卫生计划。其主要内容为"四苗防六病"，即对 7 周岁及以下儿童进行卡介苗、脊髓灰质炎三价糖丸疫苗、百白破三联疫苗和麻疹疫苗的基础免疫以及及时加强免疫接种，使儿童获得对结核、脊髓灰质炎、百日咳、白喉、破伤风和麻疹的免疫。1992 年原卫生部又将乙型肝炎疫苗纳入计划免疫范畴。2007 年原卫生部印发了关于《扩大国家免疫规划实施方案》的通知，将甲肝、流脑等 15 种可以通过接种疫苗有效预防的传染病纳入国家免疫规划，自 2008 年开始施行。目前国家免疫规划确定的疫苗有乙肝疫苗、卡介苗、脊灰疫苗、百白破疫苗、麻疹疫苗、白破疫苗、甲肝疫苗、流脑疫苗、乙脑疫苗、麻腮风疫苗，以及在重点地区对重点人群进行出血热疫苗、炭疽疫苗和钩体疫苗应急接种；接种以上疫苗，预防乙型肝炎、结核病、脊髓灰质炎、百日咳、白喉、破伤风、麻疹、甲型肝炎、流行性脑脊髓膜炎、流行性乙型脑炎、风疹、流行性腮腺炎、流行性出血热、炭疽和钩端螺旋体病等 15 种传染病。我国依照《疫苗流通和预防接种管理条例》将疫苗分为两类，第一类疫苗，是指政府免费向公民提供，公民应当依照政府的规定接种的疫苗，包括国家免疫规划确定的疫苗，省、自治区、直辖市人民政府在执行国家免疫规划时增加的疫苗，以及县级以上人民政府或者其卫生主管部门组织的应急接种或者群体性预防接种所使用的疫苗；第二类疫苗，是指由公民自费并且自愿受种的其他疫苗。接种第一类疫苗由政府承担费用，接种第二类疫苗由受种者或者其监护人承担费用。

《中华人民共和国传染病防治法》明确规定国家实行有计划的预防接种制度。国务院卫生行政部门和省、自治区、直辖市人民政府卫生行政部门，根据传染病预防、控制的需要，制定传染病预防接种规划并组织实施。用于预防接种的疫苗必须符合国家质量标准。国家对儿童实行预防接种证制度。国家免疫规划项目的预防接种实行免费。医疗机构、疾病预防控制机构与儿童的监护人应当相互配合，保证儿童及时接受预防接种。具体办法由国务院制定。国务院颁布的《疫苗流通和预防接种管理条例》规定，国务院卫生主管部门负责全国预防接种的监督管理工作，国务院药品监督管理部门负责全国疫苗的质量和流通的监督管理工作。疾病预防控制机构、接种单位、疫苗生产企业发现假劣或者质量可疑的疫苗，应当立即停止接种、分发、供应、销售，并立即向所在地的县级人民政府卫生主管部门和药品监督管理部门报告，不得自行处理。预防接种异常反应的鉴定参照《医疗事故处理条例》执行，具体办法由国务院卫生主管部门会同国务院药品监督管理部门制定。

为配合《疫苗流通和预防接种管理条例》的贯彻实施，原卫生部组织编写了《预防接种工作规范》并于 2005 年印发，该规范对疫苗使用管理、冷链系统管理、预防接种服务、预防接种异常反应与事故的报告及处理、接种率和免疫水平监测、国家免疫规划疫苗针对传染病的监测与控制等做出了详细规定，并提出了预防接种门诊参考标准、预防接种技术操作要点、常见疑似预防接种异常反应的诊治原则、几种主要疫苗针对传染病的监测与控制工作要点。规范要求，从事预防接种工作的医疗卫生机构由县级卫生行政部门指定，并明确其责任区域，接种单位应具备下列条件：具有医疗机构执业许可证件；具有经过县级人民政府卫生主管部门组织的预防接种专业培训并考核合格的执业医师、执业助理医师、护士或者乡村医生；具有符合疫苗储存、运输管理规范的冷藏设施、设备和冷藏保管制度。承担预防接种的人员应当具备执业医师、执业助理医师、护士或者乡村医生资格，并经过县级卫生行政部门组织的预防接种专业培训，考核合格后方可上岗。规范要求各级疾病预防控制机构和接种单位应按照条例的有关规定，建立健全疫苗管理制度，由专人负责做好疫苗的储存、分发和运输工作。接种单位可按预防接种工作的需要，制订第二类疫苗的购买计划，并向县级人民政府卫生主管部门和县级疾病预防控制机构报告。疾病预防控制机构会严格按冷链系统管理程序配送疫苗。规范要求设有产科的各级各类医疗卫生机构按照"谁接生，谁接种"的原则，承担新生儿乙肝疫苗及卡介苗预防接种服务。医疗卫生人员在实施接种前，应当告知受种者或者其监护人所接种疫苗的品种、作用、禁忌、不良反应以及注意事项；应询问受种者的健康状况以及是否有接种禁忌等情况，并如实记录告知和询问情况；告知可采取口头或文字方式。医疗卫生人员应当对符合接种条件的受种者实施接种，并依照国务院卫生主管部门的规定，填写并保存接种记录；对于因有接种禁忌而不能接种的受种者，医疗卫生人员应当对受种者或者其监护人提出医学建议。

从《预防接种工作规范》可以看出，计划免疫接种工作向基层医疗单位或预防保健机构倾斜，由卫生行政部门指定并明确其责任区域，县级以上的综合性或专科医院不一定非要承担计划免疫接种工作，可由社区健康服务机构、基层医疗卫生机构或预防保健所等完成。根据《中华人民共和国传染病防治法》《疫苗流通和预防接种管理条例》《预防接种工作规范》等规定，医院可结合当地免疫接种要求开展相应的免疫接种工作，设有产科的医院必须开展新生儿乙肝疫苗和卡介苗接种，可视医院实际情况申请第二类疫苗的接种工作。

狂犬病是由狂犬病病毒引起的急性传染病，主要由携带狂犬病病毒的犬、猫等动物咬伤所致。当人被感染狂犬病病毒的动物咬伤、抓伤及舔舐伤口或黏膜后，其唾液所含病毒经伤口或黏膜进入人体，一旦引起发病，病死率达100%。被可疑动物咬伤后，应立即正确处理伤口，根据需要注射抗狂犬病血清、抗狂犬病免疫球蛋白并严格按照要求全程接种狂犬病疫苗，可大幅减少发病的风险。为降低狂犬病的发病率，保护人民群众身体健康，应在医院开展狂犬病疫苗接种和抗狂犬病被动免疫制剂注射工作，进一步做好狂犬病暴露预防处置工作。医院可将狂犬病疫苗接种和抗狂犬病被动免疫制剂注射工作设在急诊科，对被动物咬伤、抓伤及舔舐伤口或黏膜的患者在及时清洗伤口处理后，告知狂犬病感染的可能性、狂犬病疫苗接种和抗狂犬病被动免疫制剂注射的作用，在患者知情同意下实施狂犬病疫苗接种和抗狂犬病被动免疫制剂注射，规范狂犬病暴露预防处置工作。随着动物咬伤、抓伤的患者越来越常见，此类患者能在医院内接受狂犬病疫苗接种和抗狂犬病被动免疫制剂注射将越来越便利，也能更好地避免错过狂犬病预防处置的时机。医院开展狂犬病疫苗接种和抗狂犬病被动免疫制剂注射工作，必须具备必要的伤口冲洗、冷链等设备和应急抢救药品；不宜按预防接种规范设置门诊，可按卫生健康委印发的《狂犬病暴露预防处置工作规范（2009年版）》执行。

二、医院免疫接种工作内容及相关处置

（一）免疫接种内容

在传统观念中，总认为预防接种工作是在预防保健门诊中进行的，其实从免疫学的角度，人工免疫分人工主动免疫和人工被动免疫两个方面，这些项目也是外科门诊、急诊科、

产科（或产房）、儿科等门诊中的工作内容。

人工主动免疫实际上就是疫苗的接种，一般情况下儿童计划免疫的接种工作在社区健康服务中心或卫生院进行，医院的人工主动免疫重点在产房开展。新生儿卡介苗和首剂乙肝疫苗接种，可在辖区卫生行政部门的许可下在急诊或普通外科开展接种，也可结合医院实际在辖区卫生行政部门的许可下开展其他免疫接种。当然，所在区域出现疫情时要在辖区卫生行政部门的指令和指导下开展应急接种来共同对付疫情。

人工被动免疫是指采用某种病原体抗原的特异性保护性抗体，对已经感染或有可能感染某种病原体的人群进行免疫保护，通俗一点就是注射特异性抗体（或抗毒素）来中和或抵抗病原体，从而达到避免感染的目的。由于人工被动免疫使用的是一种外来的保护性抗体（免疫球蛋白），这相对于接受体来说也是一种抗原，同时这种免疫球蛋白在体内的维持时间也比较短（23天左右），所以，这种人工被动免疫往往只是起到暂时和临时性的保护，只能用于应急对抗感染，不能经常、重复使用，因为经常、重复使用，会刺激人体免疫系统产生一种对抗这种抗体的抗体，导致免疫麻痹。医院开展人工被动免疫主要有：一是外伤后注射破伤风抗毒素（或抗破伤风免疫球蛋白），被毒蛇咬后注射抗蛇毒血清，被动物咬抓伤后注射抗狂犬病免疫球蛋白或抗狂犬病血清，这些项目在外科门诊、急诊科门诊中经常使用；二是产科病房中，对于乙肝病毒携带产妇，给新生儿注射高效乙肝免疫球蛋白，这也是人工被动免疫的内容。

医院要在辖区卫生行政部门的免疫接种规划和部署下做好免疫接种工作，不能随意开展免疫接种业务，且要按辖区要求订购、运送、储存预防用生物制品。《预防接种工作规范》要求设有产科的各级各类医疗卫生机构按照"谁接生，谁接种"的原则，承担新生儿乙肝疫苗及卡介苗预防接种服务。设有产科的医院必须在辖区卫生行政部门的统一部署下按规范做好新生儿乙肝疫苗及卡介苗的免疫接种，做好计划免疫接种的初次接种工作。医院可依据《中华人民共和国传染病防治法》《疫苗流通和预防接种管理条例》《预防接种工作规范》及当地卫生行政部门的相关规定，结合自身实际部署医院内的免疫接种工作，规范开展免疫接种并内设监管机构，一般情况下监管机构为预防保健科。医院使用的预防用生物制品统一由药剂科或预防保健科向辖区疾病预防控制中心订购，药剂科或预防保健科负责全院预防用生物制品的计划、订购、入库、储存及发放。医院内各科室不得擅自开展免疫接种，要经预防保健科审核同意后才可开展免疫接种业务。预防保健科要按辖区卫生行政部门及疾病预防控制中心的部署及规定确定医院内可开展哪些免疫接种业务，并确定其选址等。有产科的医院在产房、爱婴区、新生儿室要规范开展新生儿乙肝疫苗及卡介苗接种工作，免疫接种人员必须经疾病预防控制机构的培训且考核合格后才能从事免疫接种工作。进行新生儿乙肝疫苗和卡介苗注射时必须使用辖区疾病预防控制中心统一配给的注射器，并做好登记工作，且不收取任何费用。医院内开展计划免疫工作一定要按预防接种规范运行。免疫接种科室要按医院冷链系统管理制度做好预防用生物制品计划、领取、保管等工作。医师开具预防用生物制品处方时，要仔细观察、询问接种对象的健康状况，了解有无禁忌证。接种人员要在预防接种时才从冰箱取出预防用生物制品，要核对其规格、剂量与处方是否一致；发现过期、变色、裂纹、霉变、摇不散的絮状物、无标签、标签不清，或由于冷藏不当致使液体疫苗被冻结的均不能使用；应检查使用的稀释液是否与疫苗的要求一致，符合条件方可接种。免疫接种要严格执行"一人一针一管，一用一消毒"制度，免疫接种科室要统计当日预防接种人数、预防用生物制品用量及耗损量（注明原因），每月汇总按相关报表完成并报送预防保健科，且每月向预防保健科报送疫苗计划。预防保健科于2个工作日内完成核查和报送给辖区疾病预防控制中心，保障医院疫苗的日常接种运行和报表的及时性。如医院开展狂犬病疫苗接种和抗狂犬病被动免疫制剂注射，其一般设置在急诊科，方便被动物咬伤、抓伤的患者及时得到医学处置。医院急诊科要严格按照卫生健康委印发的《狂犬病暴露预防处置工作规范（2023年版）》开展狂犬疫苗接种和相关项目的登记工作，及时汇总相关数据报预防保健科。若医院无辖区卫生行政部门指定的计划免疫责任区域却期望开展其他成人疫苗接种，可向辖区卫生行政部门申请开展成人免疫接种业务；经辖区卫生行政部门或疾病预防控制中心按预防接种规范化门诊要求审核、验收后才能开展免疫接种业务。预防保健科要督导相关部门规范开展预防接种工作，保障接种质量，整理、汇总、统计分析医院内免疫接种数据和报表等，按期报送上级业务主管部门及院领导。

为保证疫苗免疫接种效果，医院要认真做好冷链系统管理工作，对领取、运送、贮存、使用等每一环节都要严格按冷链管理规范操作，发现不合格预防用生物制品应立即报告并按销毁程序处理。医院免疫接种冷链设备要有专室或固定房间存放，必须专物专用、专人专管。冷链设备应置在干燥、通风的房间内，摆放整齐，定时清洁，避免阳光直射，远离热源。冷链设备必须建卡、建档，内容包括编号、设备名称、牌号、型号、规格、产地、价格、使用单位、管理人、到货日期、启用日期、故障、维修、报废记录等。免疫接种工作人员要定期对冷链设备的运转及其温度进行监测，做好记录；冰箱结霜厚度超过 4 mm 时应及时清除；发现冷链设备损坏、故障应立即报告、记录、处理；冰箱出现故障（包括冰箱温度异常）时，应先停电，将贮存的疫苗转入其他冰箱，并立即报告科室负责人，尽快组织专业人员进行抢修并做好记录。免疫接种工作人员要严格按各种疫苗存放的温度要求储存疫苗，疫苗与冰箱壁、疫苗与疫苗之间留 1 ～ 2 cm 的空隙，疫苗按品种、有效期分类摆放。储存疫苗的电冰箱中部放一支温度计，每天上班后、下班前记录温度，停机时要记录原因和持续时间；停机时，不要取出冰排速冻器；高温季节停电时，尽量少开冰箱门。免疫接种相关部门要建立领发疫苗登记本，记录疫苗使用情况，保证账、物相符。

（二）常见的预防接种一般反应及处置原则

预防接种一般反应是指在预防接种后发生的，由疫苗本身所固有的特性引起的，对机体只会造成一过性生理功能障碍的反应，主要有发热和局部红肿，同时可能伴有全身不适、倦怠、食欲减退、乏力等综合症状。部分受种者接种灭活疫苗后 5 ～ 6 h 或 24 h 左右体温升高，一般持续 1 ～ 2 天，很少超过 3 天；个别受种者发热可能提前，在接种疫苗后 2 ～ 4 h 即有体温升高，6 ～ 12 h 达高峰，持续 1 ～ 2 天。注射减毒活疫苗后出现发热反应的时间稍晚，个别受种者在注射麻疹疫苗后 6 ～ 10 天内会出现中度发热，有类似轻型麻疹样症状。部分受种者除体温上升外，可能伴有头痛、眩晕、恶寒、乏力和周身不适等，一般持续 1 ～ 2 天。个别受种者可能发生恶心、呕吐、腹泻等胃肠道症状，一般以接种当天多见，很少有持续 2 ～ 3 天者。发生轻度全身反应时应加强观察，一般不需任何处理，必要时适当休息，多喝开水，注意保暖，防止继发其他疾病；全身反应严重者可密切观察病情，对症处理。

大部分皮下接种的疫苗在注射后数小时至 24 h 或稍后，局部会出现红肿浸润，并伴疼痛。红肿范围一般不大，仅有少数人其直径大于 5.0 cm。有的伴有局部淋巴肿大或淋巴结炎、疼痛。这种反应一般在 24 ～ 48 h 逐步消退。接种含吸附剂疫苗后，部分受种者会出现注射局部不易吸收，刺激结缔组织增生，形成硬结。皮内接种卡介苗者，绝大部分受种者于 2 周左右在局部出现红肿，以后化脓或形成溃疡，3 ～ 5 周结痂，形成瘢痕（卡疤）。轻度局部反应一般不需任何处理。较重的局部反应可用干净的毛巾热敷，每日数次，每次 10 ～ 15 min。但卡介苗的局部反应不能热敷。对特殊敏感的人可考虑给予小量镇痛退热药，一般每天 2 ~ 3 次，连续 1 ~ 2 天即可。

（三）预防接种异常反应的报告和处理原则

预防接种异常反应是指合格的疫苗在实施规范接种过程中或者实施规范接种后造成受种者机体组织器官、功能损害，相关各方均无过错的药品不良反应。疑似预防接种异常反应是指在预防接种过程中或接种后发生的可能造成受种者机体组织器官、功能损害，且怀疑与预防接种有关的反应。

医院免疫接种工作人员发现有预防接种异常反应、疑似预防接种异常反应个案要立即用电话向预防保健科或总值班报告，并填写疑似预防接种异常反应报告卡送预防保健科，报告内容包括：受种者姓名、性别、出生年份、住址、接种疫苗名称、剂次、剂量、接种时间、出现反应时间和初步诊断等。同时对病例进行临床观察和对症处理。预防保健科根据报告内容，核实出现反应者的基本情况、主要临床表现、初步诊断、疫苗接种情况、发生反应的时间和人数等，及时向辖区疾病预防控制中心报告，对于属于突发公共卫生事件的，按照卫生健康委颁发的《突发公共卫生事件与传染病疫情监测信息报告管理办法》相关规定进行报告、处理。

（张光林）

第三节　医院感染管理

一、概述

医院感染是指住院患者在医院内获得的感染，包括在住院期间发生的感染和在医院内获得出院后发生的感染；但不包括入院前已开始或入院时已存在的感染。医院工作人员在医院内获得的感染也属医院感染。医院感染根据患者在医院中获得病原体的来源不同，分为外源性感染和内源性感染。内源性感染（自身感染）指免疫功能低下患者由自身正常菌群引起的感染，即患者在发生医院感染之前已是病原携带者，当机体抵抗力降低时引起自身感染。病原体来自患者自身储菌库（皮肤、口咽、泌尿生殖道、胃肠道等）的正常菌群或外来的已定植菌，在正常情况下对人体无感染力，并不致病；在一定条件下当它们与人体之间的平衡被打破时，就成为机会致病菌，从而造成各种内源性感染。内源性感染发生机制较复杂，涉及患者的基础病、诊疗措施等多种因素，因此，内源性感染的预防和控制是国内外学者研究的热点。外源性感染指由环境或他人带来的外袭菌群引起的感染。外源性感染又包括交叉感染和环境感染。交叉感染是指在医院内或他人处（患者、带菌者、工作人员、探视者、陪护者）获得而引起的直接感染。环境感染是由污染的环境（空气、水、医疗用具及其他物品）造成的感染，如由于手术室空气污染造成患者术后切口感染，注射器灭菌不严格引起的乙型肝炎流行等。合理的保洁措施能降低细菌存活的概率，因为大多数微生物需要潮湿的条件才能生存。

医源性感染是指在医学服务中，因病原体传播引起的感染。医院感染暴发是指在医疗机构或其科室的患者中，短时间内发生3例以上同种同源感染病例的现象。医院感染管理是各级卫生行政部门、医疗机构及医务人员针对诊疗活动中存在的医院感染、医源性感染及相关的危险因素进行的预防、诊断和控制活动。

2001年原卫生部印发的《医院感染诊断标准（试行）》明确了医院感染的定义及哪些情况属于医院感染，列出了以下属医院感染的情况：（1）对于无明确潜伏期的感染，规定入院48 h后发生的感染为医院感染；对于有明确潜伏期的感染，自入院时起超过平均潜伏期后发生的感染为医院感染。（2）本次感染直接与上次住院有关的感染。（3）在原有感染基础上出现其他部位新的感染（除外脓毒血症迁徙灶），或在原感染已知病原体基础上又分离出新的病原体（排除污染和原来的混合感染）的感染。（4）新生儿在分娩过程中和产后获得的感染。（5）由于诊疗措施激活的潜在性感染，如疱疹病毒、结核分枝杆菌等的感染。（6）医务人员在医院工作期间发生的感染。医院感染按临床诊断报告，力求做出病原学诊断。对一些易混淆为医院感染的情况也列出来并指出以下这些不属于医院感染：皮肤黏膜开放性伤口只有细菌定植而无炎症表现；由于创伤或非生物性因子刺激而产生的炎症表现；新生儿经胎盘获得（出生后48 h内发病）的感染，如单纯疱疹、弓形体病、水痘等；患者原有的慢性感染在医院内急性发作。

2006年原卫生部颁发的《医院感染管理办法》规定各级各类医疗机构应当建立医院感染管理责任制，制定并落实医院感染管理的规章制度和工作规范，严格执行有关技术操作规范和工作标准，有效预防和控制医院感染，防止传染病病原体、耐药菌、条件致病菌及其他病原微生物的传播。住院床位总数在100张以上的医院应当设立医院感染管理委员会和独立的医院感染管理部门。住院床位总数在100张以下的医院应当指定分管医院感染管理工作的部门。医院感染管理委员会由医院感染管理部门、医务部门、护理部门、临床科室、消毒供应室、手术室、临床检验部门、药事管理部门、设备管理部门、后勤管理部门及其他有关部门的主要负责人组成，主任委员由医院院长或者主管医疗工作的副院长担任。

依照《医院感染管理办法》规定，医院应当制定具体措施，提供必要的防护物品，保证医务人员的手卫生、诊疗环境条件、无菌操作技术和职业卫生防护工作符合规定要求；严格执行隔离技术规范，根据病原体传播途径采取相应的隔离措施，对医院感染的危险因素进行控制。医院应当严格按照《抗菌药物临床应用指导原则》，加强抗菌药物临床使用和耐药菌监测管理。医院应当按照《消毒管理办法》，严格执行医疗器械、器具的消毒工作技术规范，并达到以下要求。进入人体组织、无菌器官的医疗器械、器具和物品必须达到灭菌水平；接触皮肤、黏膜的医疗器械、器具和物品必须达到消毒水平；各种用于注射、穿刺、采血等有创操作的医疗器具必须一用一灭菌；医疗卫生机构使用的消毒药械、一次性医疗器械和器具应当符合国家有关规定；一次性使用的医疗器械、器具不得重复使用。医院应当按照医院感染诊断标准及时诊断医院感染病例，建立有效的医院感染监测制度，及时发现医院感染病例和医院感染的暴发，积极救治患者，分析感染源、感染途径等可能的医院感染危险因素，并针对导致医院感染的危险因素实施预防与控制措施。医院发生的医院感染属于法定传染病的，应当按照《中华人民共和国传染病防治法》和《国家突发公共卫生事件应急预案》的规定进行报告和处理。医院经调查证实发生以下情形时，应当于12 h内向所在地的县级地方人民政府卫生行政部门报告，并同时向所在地疾病预防控制机构报告。（1）5例以上医院感染暴发。（2）医院感染暴发直接导致患者死亡。（3）医院感染暴发导致3人以上人身损害后果。

国务院2003年颁布的《医疗废物管理条例》规定医院应当做好医疗废物的管理，医院应当及时收集本单位产生的医疗废物，并按照类别分置于防渗漏、防锐器穿透的专用包装物或者密闭容器内。医疗废物专用包装物、容器，应当有明显的警示标识和警示说明。医院应当建立医疗废物的暂时储存设施、设备，不得露天存放医疗废物；医疗废物暂时储存的时间不得超过2天。医疗废物的暂时储存设施、设备，应当远离医疗区、食品加工区和人员活动区以及生活垃圾存放场所，并设置明显的警示标识和防渗漏、防鼠、防蚊蝇、防蟑螂、防盗以及预防儿童接触等安全措施。医疗废物的暂时储存设施、设备应当定期消毒和清洁。医院应当使用防渗漏、防遗撒的专用运送工具，按照本单位确定的内部医疗废物运送时间、路线，将医疗废物收集、运送至暂时储存地点。运送工具使用后应当在医院内指定的地点及时消毒和清洁。医院应当根据就近集中处置的原则，及时将医疗废物交由医疗废物集中处置单位处置。医疗废物中病原体的培养基、标本和菌种、毒种保存液等高危险废物，在交医疗废物集中处置单位处置前应当就地消毒。医院产生的污水、传染病患者或者疑似传染病患者的排泄物，应当按照国家规定严格消毒；达到国家规定的排放标准后，方可排入污水处理系统。不具备集中处置医疗废物条件的医疗卫生机构应当按照县级人民政府卫生行政主管部门、环境保护行政主管部门的要求，自行就地处置其产生的医疗废物。自行处置医疗废物的，应当符合下列基本要求：一是使用后的一次性医疗器具和容易致人损伤的医疗废物，应当消毒并做毁形处理；二是能够焚烧的，应当及时焚烧；三是不能焚烧的，消毒后集中填埋。

国务院 2004 年颁布的《病原微生物实验室生物安全管理条例》明确规定实验室的设立单位及其主管部门负责实验室日常活动的管理，承担建立健全安全管理制度，检查、维护实验设施、设备，控制实验室感染的职责；保护实验室工作人员和公众的健康。医院应当依照条例的规定制定科学、严格的管理制度，并定期对有关生物安全规定的落实情况进行检查，定期对实验室设施、设备、材料等进行检查、维护和更新，以确保其符合国家标准。实验室应当依照环境保护的有关法律、行政法规和国务院有关部门的规定，对废水、废气以及其他废物进行处置，并制定相应的环境保护措施，防止环境污染。医院应当指定专门的机构或者人员承担实验室感染控制工作，定期检查实验室的生物安全防护、病原微生物菌（毒）种和样本保存与使用、安全操作、实验室排放的废水和废气以及其他废物处置等规章制度的实施情况。负责实验室感染控制工作的机构或者人员应当具有与该实验室中的病原微生物有关的传染病防治知识，并定期调查、了解实验室工作人员的健康状况。实验室工作人员出现与本实验室从事的高致病性病原微生物相关实验活动有关的感染临床症状或者体征时，实验室负责人应当向负责实验室感染控制工作的机构或者人员报告，同时派专人陪同及时就诊；实验室工作人员应当将近期所接触的病原微生物的种类和危险程度如实告知诊治医疗机构。接诊的医疗机构应当及时救治；不具备相应救治条件的，应当依照规定将感染的实验室工作人员转诊至具备相应传染病救治条件的医疗机构；具备相应传染病救治条件的医疗机构应当接诊治疗，不得拒绝救治。实验室发生高致病性病原微生物泄漏时，实验室工作人员应当立即采取控制措施，防止高致病性病原微生物扩散，并同时向负责实验室感染控制工作的机构或者人员报告。负责实验室感染控制工作的机构或者人员接到疑似实验室感染或高致病性病原微生物泄漏的报告后，应当立即启动实验室感染应急处置预案，并组织人员对该实验室生物安全状况等情况进行调查；确认发生实验室感染或者高致病性病原微生物泄漏的，应在 2 h 内向辖区卫生行政部门报告，并同时采取控制措施，对有关人员进行医学观察或者隔离治疗，封闭实验室，防止扩散。

医院感染管理依据医院在医疗、诊断过程中出现的医院感染等客观规律、运用现代管理理论和方法，对医院感染现象进行有计划、有组织地控制活动。医院感染管理内容包括：医院感染管理的组织及专职人员的设置，医院感染的监测，医院感染的控制，医院消毒灭菌的监测与管理，重点部门的医院感染管理，实验室生物安全管理，医疗废物处理的监管，医疗废水处理的监管，感染性职业暴露的处理与管理，医院感染的知识培训等。

随着医疗技术的不断发展，医院感染的预防与控制面临更多的挑战，大量介入性诊断、治疗技术普遍应用于临床，放疗、化疗以及抗生素广泛应用，加之疾病谱的变化和人口老龄化程度的不断提高，使得医院感染的传染源、传染途径和易感人群都发生了很大改变。在病原学方面，医院感染病原体的复杂性、多样性及其新的演变趋势给医院感染管理和临床诊疗工作提出了许多新的课题，原已被控制的一些传染病存在死灰复燃、卷土重来的可能，不能掉以轻心。随着病原体的变异和抗菌药物的推陈出新，微生物产生了耐药性，并在医院中传播。目前，肺炎球菌、葡萄球菌、肠球菌和结核分枝杆菌对许多曾经有效的抗菌药物产生耐药性，耐甲氧西林金黄色葡萄球菌（MRSA）、耐万古霉素肠球菌（VRE）及多重耐药菌株不断增加。多重耐药菌株是指有多重耐药性的病原菌，多重耐药性指同时对多种常用抗微生物药物发生的耐药性，即一种微生物对三类（如氨基糖苷类、红霉素、β-内酰胺类）或三类以上抗生素同时耐药，而不是同一类三种。微生物耐药率不断增加的原因主要是抗生素的不合理使用和滥用，这些耐药菌株分布广，传播快，容易产生暴发流行，给临床治疗带来很大困难。在感染宿主方面，由慢性非传染性疾病患者、老年人以及儿童构成的易感人群队伍在迅速增大。医院感染的问题愈来愈突出，管理的难度逐步加大，这就对医院感染管理和专业人员的专业技术水平提出了更高要求。

二、医院感染监测及管理

医院要依照《中华人民共和国传染病防治法》《医疗废物管理条例》《病原微生物实验室生物安全管理条例》《医院感染管理办法》《医院感染诊断标准（试行）》《国家突发公共卫生事件相关信息报告管理工作规范（试行）》《传染病信息报告管理规范（2015年版）》及当地的医院感染管理规定，结合医院实际建立健全医院感染管理体系。医院成立医院感染管理委员会，医院感染管理委员会成员由医院感染管理科、医务科、护理部、临床科室、消毒供应室、手术室、检验科、药剂科、设备科、后勤管理部门及其他有关部门的主要负责人组成，主任委员由医院院长或者主管医疗副院长担任。医院感染管理委员会下设办公室在医院感染管理科，负责日常工作，建立由医院感染管理委员会、医院感染管理科、临床医技科室医院感染管理小组共同组成的医院感染管理三级网络。

医院感染管理工作人员要熟悉《中华人民共和国传染病防治法》《医疗废物管理条例》《病原微生物实验室生物安全管理条例》《医院感染管理办法》《医院感染诊断标准（试行）》《国家突发公共卫生事件相关信息报告管理工作规范（试行）》《传染病信息报告管理规范（2015年版）》及当地的医院感染管理规定，具体组织实施医院感染管理工作，具体包括：组织开展医院感染监测，对医院感染发生状况进行调查、统计分析，并向医院感染管理委员会或者医院主管院长报告；对医院感染暴发事件进行报告和调查分析，提出控制措施并协调、组织有关部门进行处理；对传染病医院感染控制工作提供指导；对医院感染及其相关危险因素进行监测、分析和反馈，针对问题提出控制措施并指导实施；对医院的清洁、消毒、灭菌、隔离、无菌操作技术、医疗废物管理、废水处理及排放等工作提供指导；对医务人员预防医院感染的职业卫生安全防护工作提供指导；参与抗菌药物临床应用的管理工作；对消毒药械和一次性使用医疗器械、器具的相关证明进行审核；对医务人员进行预防和控制医院感染的培训工作。医院感染管理科可充分利用医院感染管理三级网络，指导临床医技科室的医院感染管理小组督导科内工作人员熟悉《医院感染管理办法》《医院感染诊断标准（试行）》及本院的医院感染管理规章制度，做好医院感染管理日常工作，让医院感染病例报告、消毒隔离、无菌操作技术、医疗废物管理、感染性职业暴露防护、生物安全等工作在科室内按流程和规范运行。

医院感染管理科可结合本院实际开展医院感染监测，系统主动地观察医院感染的发生、分布以及影响感染的各种因素，定期汇总并进行分析，定期将监测结果报送和反馈给有关部门和科室，以便采取有效措施控制医院感染，如医院感染的感染率、病原体种类及细菌耐药性的变迁、医院感染的后果和感染的控制效果等。医院感染监测的项目有：医院感染发病率监测（包括医院感染发病率、医院感染部位发病率、医院感染易感因素、病原体特点及耐药性、医院感染暴发等）、医院感染卫生学监测（包括空气、物体表面、工作人员的手、使用中的消毒剂/灭菌剂、血液透析系统、污水排放卫生学等消毒、灭菌效果监测）、抗菌药物合理使用监测、医务人员感染性职业暴露监测等。医院感染监测按监测对象和目的不同分为目标性监测及全面综合性监测两个基本类型。新建医院或未开展过医院感染监测的医院，无医院感染监测的基础数据时，医院必须开展全面综合性监测。医院感染全面综合性监测主要目的是了解全院感染情况，对医院内所有患者和工作人员进行医院感染及相关因素的监测，监测各科室的感染率、各感染部位的感染率、病原体种类及细菌耐药性、各种感染的易感因素以及增加医院感染的因素，根据监测结果采取干预措施，通过继续监测评价干预措施的效果。医院感染目标性监测是指针对医院高危人群、高发感染部位等开展的医院感染及其危险因素的监测，如重症监护病房医院感染监测、新生儿病房医院感染监测、手术部位感染监测、血液透析感染监测等。医院感染全面综合性监测的时间应连续且不少于2年，当已经开展2年以后，全院医务人员具有一定的医院感染监测意识时，医院可考虑转为医院感染目标性监测。

（一）医院感染病例报告及监测

医护人员均要熟练掌握《医院感染诊断标准（试行）》及医院感染病例的报告，各临床科室经治医师发现疑似医院感染病例立刻向科主任报告，同时临床医师对医院感染病例或疑似感染病例要进行微生物病原体检测。在科室领导的主持下，经本科室医院感染管理小组讨论和进一步的检查、分析、讨论，经治医师做好讨论记录后确定为医院感染病例的，由经治医师在24 h内填报医院感染病例报告卡送医院感染管理科。若科室的医院感染管理小组讨论后尚不能排除疑似医院感染病例，科室需将该病例的病历档案及讨论情况向医院感染管理科报告，由医院感染管理科向医院感染管理委员会汇报，由医院感染管理委员会研究、分析，最后确认或排除。各临床科室要将发现的医院感染病例登记在本科室的医院感染病例登记本上，科室的医院感染管理小组要定期自查本科室的医院感染病例登记情况，定期查漏报和漏登记情况，并督导相关医务人员补报补登等。如确诊为传染病的医院感染，除了向医院感染管理科报告外，经治医师还要按法定传染病的报告时限向预防保健科报告，医院感染管理科可结合《中华人民共和国传染病防治法》的规定指导相关部门或人员进行疫情处理。

在短期内同一科室突发5例以上的疑似医院感染或3例以上感染病例，检验科发现同一科室送检标本的病原体有聚集现象时，均应立即电话报告医院感染管理科并填写医院感染暴发流行个案调查表。医院感染管理科接到科室报告后，立即赶到现场核实，开展流行病学调查、环境卫生学检测以及有关的标本采集、病原学检查等工作，了解医院感染的流行与暴发情况，进一步明确诊断，核实是否为医院感染流行或暴发。如核实为医院感染事件，要调查此次医院感染流行与暴发的范围、时间经过、涉及的患者情况，要查找医院感染流行与暴发的传染来源，查清引起医院感染的病原体及其特征，寻找传播途径或流行因素。医院感染管理科将调查、核实、分析情况等立即向主管院长报告，通报医务科、护理部，组织专家对医院感染或疑似病例进行会诊，商讨诊疗方案及控制措施。经调查证实出现医院感染流行时，医院感染管理科要在12 h内向辖区疾病预防控制中心报告。发生医院感染流行或暴发的科室要在医院感染管理科指导下积极调查、分析，一边调查，一边积极采取有效的控制措施（如医护人员的防护、消毒灭菌处理、住院病例的隔离等），防止医院感染的蔓延。如一周内未能控制医院感染的流行或出现医院感染死亡病例，医院感染科要责令该临床科室即刻暂停收治患者，继续实施医院感染控制干预措施，同时用电话向主管院长、辖区疾病预防控制中心及卫生行政部门报告，向医院相关部门通报。医院感染流行或暴发事件处理后，医院感染管理科要及时完成调查报告，报送医院感染委员会、辖区疾病预防控制中心及卫生行政部门。如为疑似传染病的医院感染流行，除了向医院感染管理科报告外，经治医师还要按法定传染病的报告时限向预防保健科报告，医院感染管理科、预防保健科等可结合《中华人民共和国传染病防治法》的规定指导相关部门或人员进行疫情处理。

医院可以利用医院感染管理专职人员及医护人员，通过住院查房、查阅医疗护理记录和微生物学检验报告等途径进行医院感染病例监测。医院感染管理专职人员可根据医院具体情况，对全院或重点科室有计划地进行横断面调查，如定期到病房巡视、向医师和护士了解是否有新发现的医院感染病例，尤其需密切注意住院时间长、病情重、免疫力低下、接受介入性操作、体温高和使用抗菌药物的患者。医院感染管理专职人员如发现可疑医院感染病例要检查病历及其他相关资料，指导临床科室发现医院感染病例。医院感染管理专职人员可通过医院的信息系统监测医院感染高危人群（如发热、白细胞增多、使用抗菌药物治疗、接受介入性操作、病原体检查等易感因素），查阅这些病例的各种医疗、护理记录，结合各种辅助检查（如X线检查、CT、血清学诊断等）进行医院感染病例监测。医院感染管理专职人员可通过定期查看检验科微生物室的检验结果记录，监测临床医师对医院感染病例或疑似感染病例所开展的微生物病原体检测结果，了解医院感染病例的病原体分布。医院感染管理专职人员需定期对医院感染病例监测原始资料进行检查核对，认真整理、汇总，统计分析医院感染的发病率及各科室、各系统疾病、各部位的医院感染率；分析医院感染特征、医院感染影响因素、医院感染病原体分布、病原体的耐药性；提出医院感染控制和预防的措施，也可根据历年的医院感染情况预测医院感染的某些趋势并提出防控策略。

（二）医院消毒灭菌效果监测

医院感染管理专职人员要定期督导各部门开展医院消毒灭菌效果监测，根据监测结果评估医院消毒灭菌效果情况，提出医院消毒灭菌指导意见。

医院必须对消毒、灭菌效果定期监测，灭菌合格率必须达到100%，不合格物品不得进入临床使用。医院所有的灭菌器必须进行物理、化学、生物监测，不同的灭菌器物理、化学、生物监测方法有所不同，如医院常用的压力蒸汽灭菌器的物理监测法是每次灭菌应连续监测并记录灭菌时的温度、压力和时间等灭菌参数。温度波动范围在 ±3 ℃以内，时间满足最低灭菌时间的要求，同时应记录所有临界点的时间、温度与压力值，结果应符合灭菌的要求。化学监测法是指灭菌包外应有化学指示物监测，高度危险性物品包内应放置包内化学指示物，置于最难灭菌的部位，经过一个灭菌周期后根据其颜色改变来判断是否达到灭菌要求。生物监测法是指每周将一定量的菌株经过一个灭菌周期后根据菌株是否仍然存活来判断灭菌情况。在紧急情况灭菌植入型器械时，可在生物灭菌过程挑战装置（PCD）中加用5类化学指示物。5类化学指示物合格可作为提前放行的标志，生物监测的结果应及时通报使用部门。采用新的包装材料和方法进行灭菌时应进行生物监测。灭菌器新安装、移位和大修后应进行物理监测、化学监测和生物监测。物理监测、化学监测通过后，生物监测应空载连续监测3次，合格后灭菌器方可使用。对于小型压力蒸汽灭菌器，生物监测应满载连续监测3次，合格后灭菌器方可使用。预真空（包括脉动真空）压力蒸汽灭菌器应进行B-D测试并重复3次，连续监测合格后，灭菌器方可使用。

医院使用中的消毒剂必须每季度进行1次生物监测，灭菌剂必须每月进行1次生物监测；使用中的含氯消毒剂、过氧乙酸、戊二醛必须每天进行浓度监测，并有详细的记录。消毒、灭菌后的物品必须每月抽样做生物监测，消毒物品不得检出致病性微生物，灭菌物品不得检出任何微生物。

医院使用中的紫外线灯管应进行日常监测（灯管使用时间、累计照射时间和使用人签名等），每季度进行1次照射强度监测，必要时进行生物监测，即经消毒后的物品或空气中的自然菌需减少90%以上。新紫外线灯管使用前必须进行照射强度监测。

消毒后的胃镜、肠镜、喉镜、气管镜等各种内窥镜应每季度进行生物监测，灭菌后的腹腔镜、关节镜、胆道镜、膀胱镜、胸腔镜等必须每月进行生物监测。每月对透析用水、透析液、置换液进行生物监测一次，每季度对透析用水、透析液、置换液进行常规检测一次。

医院还要接受辖区卫生行政部门或委托或抽查医院消毒灭菌效果，根据其检查情况进一步规范医院消毒灭菌工作，保障医院消毒灭菌效果合格。

（三）医院环境卫生学监测

血液透析室、供应室无菌区、治疗室、换药室等重点部门需进行环境卫生学监测，每季度需对普通病房进行环境卫生学监测。医院感染管理科定期评估医院内环境卫生状况，提出医院内的清扫、擦洗、抹拭、通风换气、消毒、灭菌及医护人员洗手等方面的指导意见，并要督导相关部门整改。若发生医院感染暴发流行，不能排除医院环境卫生学的影响时，医院感染管理科应及时进行环境卫生学监测。

（四）医院内医疗废物处置的管理

医院要按《医疗废物管理条例》规定建立并健全医疗废物管理责任制，医院法人代表为第一责任人，总务科具体负责医疗废物收集、运送、储存、处置的具体措施落实工作，临床科室负责医疗废物的分类及放置，医院感染管理科定期对医疗废物管理进行督导，防止因医疗废物导致传染病传播和环境污染事故。从事医疗废物收集、运送、储存、处置等工作的人员均要接受《医疗废物管理条例》和安全防护等知识的培训。负责医院内废物收集、运送、处理的后勤保洁人员除了接受相关培训外，还要充分了解医疗废物对环境和健康的危害性，理解使用个人卫生防护用品的意义；在工作中须穿戴好防护手套、口罩、工作服、靴等防护用品；每次医院内废物处理结束后将手套丢弃，洗手并用消毒液浸泡，工作服每天更换并消毒。

医院设置三种颜色的垃圾袋并统一供给,黑色袋装生活垃圾,黄色袋装医疗废物,红色袋装放射性废物,要求垃圾袋坚韧耐用、不漏水。医院应设有医疗废物暂时储存室,且应远离医疗区、食品加工区、人员活动区和生活垃圾存放场所,方便医疗废物运送人员及运送工具、车辆的出入;应设有明显的医疗废物警示标识和"禁止吸烟、饮食"的警示标识,同时可将医疗废物管理制度和工作程序贴上墙;医疗废物暂存室必须上锁,避免医疗废物流失。医疗废物暂存室有冲洗地面、洗手等设施,必须每天进行清洗、消毒;应有防渗漏、防鼠、防蚊蝇、防蟑螂、防盗以及预防儿童接触等安全措施;医疗废物储存容器应绝对密闭,防止渗漏和雨水冲刷。

医疗废物由经医疗废物处理培训的后勤保洁人员定时(每天2次)到各科室和诊疗区域收集,在收集前应当检查包装袋或容器的标识、标签及封口是否符合要求,收集时必须与科室相关工作人员共同做好医疗废物的称重、记录、签名,用密封容器装好按固定线路运送至医院的医疗废物暂存室统一存放,在整个过程做到身体不直接接触医疗废物和人不离车,同时应小心轻放避免包装袋或容器破损。放入包装袋或者容器内的各类废物不得取出,包装袋或者容器外表面被污染时,应立即对被污染处进行消毒处理或者增加一层包装。收集运送医疗废物应当使用防渗漏、防遗撒、无锐利边角、易于装卸、清洁和消毒的封闭式专用车,后勤保洁人员每天运送工作结束后,应当及时对运送工具进行清洁、消毒并做好记录。医院可与辖区医疗废物处置单位(经县级以上环境保护部门许可的)协商每天来医院收集医疗废物的频次,医院内负责医疗废物交接的工作人员要与辖区医疗废物处置中心工作人员共同按既定的时间在医院医疗废物暂存室做好医疗废物的交接,记录包括数量(桶数/袋数)和类别等,共同做好登记、签字等工作。医院对医疗废物的登记内容应当包括医疗废物的来源、种类、质量或者数量、交接时间、最终去向以及经办人签名等项目,登记资料至少保存3年;任何人不得将医疗垃圾自行外运、外卖;禁止在非收集、非暂时储存地点倾倒、堆放医疗废物,禁止将医疗废物混入其他废物和生活垃圾。医院内负责医疗废物交接的工作人员要统计各科室收集的量,并认真核查,保证各科室收集的医疗废物总量与运出医院的总量相符。

诊室、注射室、治疗室等处置室内的垃圾桶必须加盖,并区分生活垃圾、医疗垃圾,容器外必须有明显的废物标志,未被污染的废弃物(如一次性医用用品外包装、药品外包装、输液液体瓶等)可以放置在生活垃圾桶内。废弃后的注射器与输液器/针头等利器、被血液和体液污染的注射器、输液器针头、输血器、玻璃安瓿等应放入锐器盒内，当装满3/4时密封后放入专用医疗废物暂存容器；每个锐器盒必须有启用时间，锐器暂存时间不得超过48 h。诊疗过程中产生的医疗垃圾必须置在黄色垃圾袋中，当装满3/4时扎紧袋口后放入专用医疗废物暂存容器中，盛装医疗废物的每个包装袋应防渗漏，外表面粘贴明显的警示标识和警示说明标签。禁止将医疗废物与生活垃圾混合，如不慎将生活垃圾混入医疗废物中，则应按照医疗废物进行处理。感染性废物、病理性废物、损伤性废物、药物性废物及化学性废物不能混合收集；少量的药物性废物可以混入感染性废物，但应当在标签上注明。化学性废物中批量的废化学试剂、废消毒剂应当使用统一容器盛装，交由专门机构处置。医疗废物中病原体的培养基、标本和菌种、毒种保存液等高危险废物，应当首先就地进行压力蒸汽灭菌或者化学消毒处理，然后按感染性废物收集处理；隔离的传染病患者或特殊感染患者产生的医疗废物应装入双层黄色垃圾包装袋并及时密封，做好明显警示标识。被血液或体液污染的口罩、帽子、鞋套、床单、尿布等按医疗废物处理，各科室的医院废物暂存处必须张贴有医疗废物的警示标识。隔离的传染病患者或者疑似传染病患者产生的具有传染性的排泄物，应当按照国家规定严格消毒。废弃的麻醉、精神等药品空瓶统一由药剂科进行无害化处理；废弃药品（统一由药剂科收集）、批量的废化学试剂、废消毒剂统一由后勤部门派专人收集交至辖区医疗废物处置单位统一处理，交接时要详细登记、签字。

医疗废物运送过程中当发生废物桶倒翻导致医疗废物大量溢出、散落时，医疗废物运送人员应立即向部门主管报告，同时请求保安的支持。保安应立即在受污染地区设立隔离区，禁止其他车辆和行人穿过，避免污染物扩散和对行人造成伤害。医疗废物运送人员对溢出、散落的医疗废物应迅速进行收集、清理和消毒处理，对于液体溢出物采用吸附材料吸收处理；对被污染的地面或物品要进行清洁和消毒处理；如在清理过程中不慎受伤，应及时采取医学处理措施。在做好应急处置的同时，涉事部门必须向医院相关部门报告事故发生及处理情况，事故处理完毕后以书面报告（含事故发生的时间、地点、原因及其简要经过，泄漏、散落医疗废物的类型和数量，受污染的原因及医疗废物产生单位名称，医疗废物泄漏、散落已造成的危害和潜在影响，已采取的应急处理措施和处理结果等）向医院感染管理科汇报。如属医院内医疗废物流失、泄漏、扩散和意外事故，应当按照《医疗废物管理条例》和《医疗卫生机构医疗废物管理办法》的规定采取相应紧急处理措施，并在

48 h 内向辖区卫生行政主管部门、环境保护行政主管部门报告。医院发生因医疗废物管理不当导致 1 人以上死亡或者 3 人以上健康损害，需要对患者提供医疗救护和现场救援的重大事故时，涉事部门应立即用电话报告医院感染管理科或总值班、主管院长，医院感染管理科或总值班应当在 12 h 内向辖区卫生行政主管部门报告，并按照《医疗废物管理条例》和《医疗卫生机构医疗废物管理办法》的规定，采取相应紧急处理措施。

生活垃圾由后勤保洁人员定时到医院内各垃圾放置点收集，用密封容器装好后按固定线路运送至医院垃圾处理站统一存放，由辖区生活垃圾处置单位（经环境保护部门许可的）定期收集运走。

医院感染管理科要定期督导各部门的医疗废物处理工作，发现不规范处置医疗废物时要及时督导相关部门整改，且应评估医院内医疗废物处理情况，提出加强医院内医疗废物处置管理的措施。

（五）医院污水处理及排放管理

医院要对污水、污泥严加管理，未经消毒或无害化处理不得排放、清掏或做农肥。医院污水处理站必须有专人负责，污水处理人员必须经过岗前培训，正确掌握有关卫生知识及设备操作技术，每天检查污水流量、计算加入足量的消毒剂，处理后的污水经监测合格方可排放，按环保部门要求对污水的投药量、pH、余氯浓度进行每日监测并做好详细的记录。医院要定期对排放系统进行维修、保养，保持污水排放系统顺利通畅。医院污水处理原料要妥善保管，合理配比；遇特殊情况（如在传染病流行期间、院内感染异常波动时），应增加污水处理消毒剂的投放量，保证污水处理的余氯含量 > 6.5 mg/L。医院污水处理工作人员要做好自身防护，采集污水时戴手套，操作后洗手，保持处理室内空气流通及环境清洁，必要时可请医院感染管理科指导。医院感染管理科每月对污水的 pH、余氯浓度及总大肠菌群量进行监测，监测结果保存备查，每季度接受环保部门和疾病预防控制部门的监测并保存其监测结果；监测项目有不合格项时医院感染管理科要督导相关部门限期整改。

（六）抗菌药物合理使用监测及管理

医院成立抗菌药物管理小组，负责医院内抗菌药物的合理应用、会诊指导和监督管理工作，促进临床合理使用抗菌药物，从而减少医院感染的发生，阻止或减缓耐药菌株的产生及发展。医院感染管理科、医务科、药剂科等部门根据卫生健康委颁布的《抗菌药物临床应用指导原则》《关于进一步加强抗菌药物临床应用管理工作的通知》《卫生部办公厅关于卫生部办公厅抗菌药物临床应用管理有关问题的通知》等要求制定本院合理使用抗菌药物规范及相关管理措施。医院感染管理科和医务科要以多种形式向临床医师宣教合理使用抗菌药物的原则和意义，督导各科室在诊疗中严格按抗菌药物的适应证、禁忌证使用，密切观察药物效果和药品不良反应，合理使用抗菌药物。医院感染管理科和药剂科共同做好抗菌药物临床使用的监控，根据药剂科对医院各科室使用抗菌药物监测结果，每月进行统计分析，发现使用抗菌药物异动大的要进一步调查、核实，综合分析后属抗菌药物滥用的治疗方案要提出警告，对药品提出暂停使用、退出治疗的建议，提交给医院抗菌药物管理小组、药事委员会讨论决定。临床药师抽查各科室抗菌药物的合理使用情况，对不合理的给予反馈并要求整改。临床科室发现严重或难治的感染性疾病及用药出现的严重不良反应、二重感染等，要及时向医院感染管理科报告，由医院感染管理科和医务科组织院级会诊，提出合理使用抗菌药物的意见。对患有严重感染性疾病或需使用三线特殊抗菌药物（如亚胺培南、西司他丁钠、万古霉素等）的患者，收治科室或主管医师不得直接开具三线特殊抗菌药物处方，要向医院感染管理科和医务科报告，请医院抗菌药物管理小组专家会诊，提出抗菌药物使用的品种、方法、时间以及其他事项；患者收治科室或主管医师对会诊意见应严格遵照执行，将治疗情况定期向医院感染管理科汇报，以确保抗菌药物使用的安全可靠。医院感染管理科、质控科、药剂科、门诊部等部门每月联合抽查处方和病历，点评抗菌药物合理使用情况，提出整改建议，医院感染管理科督导各科室落实整改情况，以多种形式促进抗菌药物的合理使用。医院感染管理科收集、汇总、分析的全院多重耐药菌监测情况，要及时向医院抗菌药物管理小组汇报（全院公布）。医院要从多方面综合管理抗菌药物的合理使用，避免抗菌药物应用不当导致菌群失调、细菌耐药性增加、人体重要器官损伤，从而降低医院感染危险，遏制耐药菌在医院内传播。

（七）医院多重耐药菌的监测及管理

卫生健康委要求医院应当加强对耐甲氧西林金黄色葡萄球菌、耐万古霉素肠球菌、产超广谱 β-内酰胺酶（ESBLs）的细菌和多重耐药的鲍曼不动杆菌等实施目标性监测，及时发现、早期诊断多重耐药菌感染患者和定植患者，加强微生物实验室对多重耐药菌的检测及其对抗菌药物敏感性、耐药模式的监测，根据监测结果指导临床对多重耐药菌医院感染的控制工作。

各临床科室发现多重耐药菌感染的疑似患者，应及时采集标本送微生物室检测；经检测发现有多重耐药菌株时，经治医师要及时报告科主任和医院感染管理科，可提出相应的控制措施供科室参考。微生物室检测出多重耐药菌株（耐甲氧西林金黄葡萄球菌、耐万古霉素肠球菌、产超广谱 β-内酰胺酶的细菌和多重耐药的鲍曼不动杆菌）时，应立即电话通知送检科室和医院感染管理科并尽快发出检验报告。科主任获悉多重耐药菌感染患者后应及时组织科内专家商讨控制措施，向医院感染管理科汇报科室讨论情况，必要时组织院级会诊或辖区专家会诊，提出控制方案；医院感染管理科接到报告即开展核实、调查工作，指导科室做好接触隔离和预防控制措施。如多重耐药菌感染的疑似患者属医院感染病例，需同时按医院感染病例报告程序做好报告工作；如考虑此多重耐药菌感染可能为医院感染暴发或后果严重的医院感染时，医院感染科要立即报告主管院长。出现多重耐药菌感染患者的科室应做好多重耐药菌感染病例一览表、病历卡及床旁标记，由科主任和护士长共同负责落实病区内多重耐药菌感染患者的消毒隔离措施，指导科内医务人员按规范操作，做好患者及家属的解释及相关宣教工作。多重耐药菌感染患者一般情况下实行单间隔离，也可以将同类多重耐药菌感染患者或定植者安置在同一房间。隔离病房不足时才考虑进行床边隔离，但不能与气管插管、深静脉留置导管、有开放伤口或者免疫功能抑制患者安置在同一房间。多重耐药菌感染者病房门口（或床边）放置警示牌（隔离卡）防止无关人员进入，提醒进入者应注意预防措施，并在出病室前、后洗手；当多重耐药菌感染患者较多时，应保护性隔离未感染者，避免此类医院感染的扩散。进入多重耐药菌感染患者病房的人员都必须做好个人防护措施（如戴口罩、帽子、手套等），当开展可能产生气溶胶的操作（如抽吸器、纤维支气管镜、吸痰或雾化治疗等）时必须戴上标准外科口罩及眼镜。当实施床边隔离时，应先诊疗护理其他患者，多重耐药菌感染患者安排在最后进行。多重耐药菌肺炎患者如需要使用机械通气装置，则必须备有过滤器或冷凝气阀，置于呼气管道以防污染通气设备；对于非急诊用仪器设备（如电子体温计、血压计、听诊器、静脉输液架、便器、轮椅等）必须专人专用，用后用 1 000 ～ 2 000 mg/L 含氯消毒液消毒（物体表面用 1 000 mg/L 含氯消毒液擦拭，便器用 2 000 mg/L 含氯消毒液浸泡消毒）。医院应以尽量减少与多重耐药菌感染患者接触的医务人员数量为原则，经治科室合理安排医护人员对多重耐药菌感染患者实行医疗处理；对葡萄球菌高度易感的医务人员（如使用糖皮质激素治疗、患皮炎或糖尿病）不能护理多重耐药菌感染患者。经治科室要指导清洁工用 1 000 mg/L 含氯消毒液每天清洁所有患者接触的平面及附近区域，使用过的抹布必须专区专用，用后即消毒处理；多重耐药菌感染患者出院（转科）后进行终末消毒。用于床旁诊断的仪器（如便携式 X 线机、心电图）必须在检查多重耐药菌感染患者完成之后用消毒剂进行擦抹；医护人员采集多重耐药菌感染患者的临床检验标本时必须戴手套、口罩、帽子及眼罩等。如患者需离开隔离室进行诊断、治疗，要防止感染的扩散。在将多重耐药菌感染患者转送去其他科室诊治时，都应先电话通知相关科室，以便他们做好准备，转送时必须由一名医务人员陪同，除交接班外还要告知接诊科室对多重耐药菌感染患者的预防与控制措施。经治科室及专家要依据《抗菌药物临床应用指导原则（2015 年版）》，根据细菌培养和药敏试验结果认真讨论并筛选适宜的抗生素，对多重耐药菌感染患者使用抗生素后需监测其效果；每次间隔大于 24 h 连续 3 次采样送检结果均阴性后，多重耐药菌感染患者可解除隔离。采集多重耐药菌感染患者的标本必须放在不漏水的塑料袋内进行运送，也可加套一个袋子，但不能同袋装入其他标本；采集的标本必须立即送检，不能通过其他管道传输系统进行运送。多重耐药菌感染患者产生的废物应放入双层黄色垃圾袋内密闭运送。

（八）感染性职业暴露处置及管理

医院指定医院感染管理科负责医院内感染性职业暴露处置的组织管理及协调，也包含医务人员职业暴露的调查、核实、处理和随访；感染性疾病科、检验科、药剂科、护理部等部门配合完成相关事宜。医院工作人员在从事诊疗、护理、医疗垃圾清运等工作过程中（违反操作规程者除外）意外被血源性传染病或者携带者的血液、体液污染了破损的皮肤或黏膜，或被含有血源性传染病的血液、体液污染了的针头以及其他锐器刺破皮肤，造成的机体损伤（即意外事件或针刺伤事件）时，可按感染性职业暴露处理，应及时进行伤口处理和报告。一般情况下，感染性职业暴露者可立即挤出伤口部位的血，用流动水冲洗伤口，再用乙醇、碘酒消毒伤口；如果是溅到黏膜则应立即用流动水或生理盐水冲洗。感染性职业暴露者应尽快报告科室负责人（医师向科主任报告，护士或工勤人员向护士长报告），填报"医务人员职业暴露登记表"，科室负责人核实确认后签字，然后电话报告医院感染管理科或总值班（节假日或晚上报总值班），医院感染管理科要指导感染性职业暴露者按流程到相关部门进行感染评估及医学处理。感染性职业暴露者持填写完整的"医务人员职业暴露登记表"到感染性疾病科，感染性疾病科专家给予职业暴露评估、提出医学处理方案并录入"医务人员职业暴露登记表",开具检验申请单、药方及治疗单等。感染性职业暴露者持"医务人员职业暴露登记表"到医院感染管理科登记,经医院感染管理科审核确认属感染性职业暴露并在药方、检验申请单等处盖章,感染性职业暴露者便可凭已盖章的检验单和药方按医疗程序进行检测、用药(含疫苗接种)、治疗等。医院感染管理科要督促感染性职业暴露者及时用药和检测等,了解其用药、检验结果及相关医学处理情况,定期随访感染性职业暴露者的健康状况及可能受职业暴露影响的疾病。如发生艾滋病职业暴露时,还应填报"艾滋病职业暴露人员个案登记表",对事故情况进行登记和保存,力争在暴露后最短时间内(24 h 以内)开始预防用药,并抽血检测艾滋病病毒抗体和肝、肾功能,并将该血清留样备用。在"艾滋病职业暴露人员个案登记表"中应详细记录事故发生的时间、地点及经过,暴露方式,损伤的具体部位、程度,接触物种类(培养液、血液或其他体液)和含有艾滋病病毒的情况,处理方法及处理经过,是否采用暴露后预防药物,并详细记录用药情况、首次用药时间(暴露后几小时或几天)、药物毒副作用情况(包括肝肾功能化验结果)、用药的依从性状况。医院感染管理科应尽快向辖区疾病预防控制中心报告并附上"艾滋病职业暴露人员个案登记表";经辖区疾病预防控制中心核实后,由辖区抗艾滋病病毒安全药物储备库向医院提供艾滋病预防性用药。医务人员发生艾滋病职业暴露后一年内要定期检测艾滋病病毒抗体,即分别在暴露后 6 周、12 周、6 个月、12 个月进行检测。

医务人员在岗时发生的感染性职业暴露(违反操作规程者除外)按医院感染性职业暴露处置流程报告和处理的,经医院感染管理科审核确认属感染性职业暴露并已盖章的,其感染性职业暴露的医学处理费用由医院承担;检验科、药剂科、感染性疾病科等要保存好经医院感染管理科盖章的检测申请单、药方、治疗单等,定期统计医院内感染性职业暴露医学处理工作量,报医院感染管理科审核后交财务科结算。如感染性职业暴露涉及工伤问题,则还需按工伤相关规定执行。医院感染管理科要督导各部门规范医疗操作及医疗废物处置操作,增强消毒隔离意识,做好职业防护,防止职业暴露的发生,保障医院工作人员的安全与身体健康,避免职业暴露引发感染性疾病或传染病的扩散而涉及公众健康与安全。

(迟静)

第四节　医院公共卫生管理与妇幼保健工作

一、概述

妇幼保健是根据妇女和儿童不同时期的生理和心理特点，针对危害妇女儿童身体健康与心理卫生的各种疾病和因素，运用预防医学、临床医学、基础医学、心理学、健康教育学、现代管理学、卫生统计学等知识和技术，对他们进行系统的健康保护和疾病防治，以保障妇女儿童的身心健康，提高健康水平。一个社会的发展和进步程度，集中反映在妇女儿童的生存状况上。妇幼卫生指标除了反映妇女儿童健康水平，也综合反映一个国家人口总体的健康素质、生活质量及文明程度，检验社会公平和现代化的水平，这已成为国际社会的共识。

《中华人民共和国母婴保健法》规定，国家发展母婴保健事业，提供必要条件和物质帮助，使母亲和婴儿获得医疗保健服务；各级人民政府领导母婴保健工作，母婴保健事业应当纳入国民经济和社会发展计划。可见妇幼保健属政府主导的公共卫生服务，与临床医疗密切相关。医院妇幼保健工作的临床医疗主要包括围产期保健服务（如孕产期保健、产妇分娩、产后保健、产科急救和转诊等）、妇女病防治、婴幼儿疾病（如腹泻、急性呼吸道感染和营养不良等）的治疗、儿童保健等，这些临床医疗聚焦于妇女和儿童常见疾病，其发病规律已被人类精准掌握，治疗技术已十分成熟。妇女和儿童常见病的干预和治疗不仅成本低，而且效益显著。

依照《中华人民共和国母婴保健法》规定，医疗保健机构要负责其职责范围内的母婴保健工作，建立医疗保健工作规范，提高医学技术水平，采取各种措施方便人民群众，做好母婴保健服务工作。医疗保健机构开展婚前医学检查、遗传病诊断、产前诊断以及施行结扎手术和终止妊娠手术的，必须符合国务院卫生行政部门规定的条件和技术标准，并经县级以上地方人民政府卫生行政部门许可；严禁采用技术手段对胎儿进行性别鉴定，但医学上确有需要的除外。从事婚前医学检查、施行结扎手术和终止妊娠手术的人员，必须经过县级以上地方人民政府卫生行政部门的考核，并取得相应的合格证书；从事遗传病诊断、产前诊断的人员，必须经过省、自治区、直辖市人民政府卫生行政部门的考核，并取得相应的合格证书。从事母婴保健工作的人员应当严格遵守职业道德，为当事人保守秘密。

《中华人民共和国母婴保健法》明确要求医疗保健机构应当为育龄妇女和孕产妇提供孕产期保健服务。孕产期保健服务包括下列内容：母婴保健指导（对孕育健康后代以及严重遗传性疾病和碘缺乏病等地方病的发病原因、治疗和预防方法提供医学意见），孕妇、产妇保健（为孕妇、产妇提供卫生、营养、心理等方面的咨询和指导以及产前定期检查等医疗保健服务），胎儿保健（为胎儿生长发育进行监护，提供咨询和医学指导），新生儿保健（为新生儿生长发育、哺乳和护理提供医疗保健服务）。对患严重疾病或者接触致畸物质，妊娠可能危及孕妇生命安全或者可能严重影响孕妇健康和胎儿正常发育的，医疗保健机构应当予以医学指导。医师发现或者怀疑患严重遗传性疾病的育龄夫妻，应当提出医学意见。医师发现或者怀疑胎儿异常的，应当对孕妇进行产前诊断。对经产前诊断属胎儿患严重遗传性疾病、胎儿有严重缺陷、因患严重疾病继续妊娠可能危及孕妇生命安全或者严重危害孕妇健康的情况，应当向夫妻双方说明情况，并提出终止妊娠的医学意见。医师和助产人员应当严格遵守有关操作规程，提高助产技术和服务质量，预防和减少产伤。医疗保健机构和从事家庭接生的人员要按照国务院卫生行政部门的规定，出具统一制发的新生儿出生医学证明；有产妇和婴儿死亡以及新生儿出生缺陷情况的，应当向卫生行政部门报告。医疗保健机构要为产妇提供科学育儿、合理营养和母乳喂养的指导；对婴儿进行体格检查和预防接种，逐步开展新生儿疾病筛查、婴儿多发病和常见病防治等医疗保健服务。

《中华人民共和国母婴保健法》实施办法明确指出，母婴保健工作以保健为中心，以保障生殖健康为目的，实行保健和临床相结合，面向群体、面向基层和预防为主的方针。因此，妇幼保健公共卫生项目执行的重点是以辖区妇幼保健院为主导，社区诊所、社区健康服务中心或站、乡镇及二级医院等基层单位力量为主，积极联合辖区政府及相关部门推广妇幼保健公共项目，如紧密联系基层单位居委会、街道办等，广泛开展妇幼保健公共项目工作的宣传，动员目标人员参与项目内容，开展各种妇幼保健项目并将初步筛查的病例进行进一步检查或转诊。三级医院主要在妇幼保健相关疾病诊断和治疗上提供技术支持，为基层医疗单位提供技术指导、会诊及参与现场救治等，及时收治基层医疗单位转诊来的重症、疑难病例，具备产前诊断资质的三级医院要接受辖区内转诊的需进行产前诊断的孕妇。三级医院应按辖区卫生行政部门要求与基层医疗单位建立良好的联络体系与沟通方式，保障妇幼保健工作技术指导、医疗救治、会诊等的顺畅，如建立对应的妇幼保健工作流程和值班安排等，让相关医疗单位及工作人员了解会诊、转诊及三级医院的值班专家等，发现需协助处理的妇幼保健工作能及时、有效联系进行处理，促进辖区妇幼保健工作质量和工作效益的提高。

医院妇幼保健工作并非只涉及妇产科和儿科，也需要其他科室大力协助，如急危重症孕产妇的救治、合并各类疾病高危孕妇的管理、出生缺陷儿童的诊断、爱婴医院等工作。医院要重视妇幼保健工作，依照《中华人民共和国母婴保健法》及实施办法、《新生儿疾病筛查管理办法》《母婴保健专项技术服务许可及人员资格管理办法》《产前诊断技术管理办法》《母婴保健专项技术服务基本标准》、辖区爱婴医院管理及出生医学证明领发管理等规定，制订医院妇幼保健的业务计划、组织管理和方案实施，承担医院及辖区卫生行政部门指定区域的妇女、儿童保健工作，具体督导相关科室或社区健康服务中心做好妇幼保健工作。医院要组织院内各专科资深专家组成急危重症孕产妇及新生儿抢救专家队伍，要建立并不断完善医院内妇幼保健相关的救治与转诊工作流程，如急危重症孕产妇会诊及转诊流程、新生儿会诊及转诊流程等；加强医院内孕产妇、围产儿及5岁以下儿童死亡评审工作，定期组织评审、分析、总结经验并提出改进措施；让医院妇幼保健工作有足够的医疗技术支持，促进妇幼保健工作质量的提升。

二、医院妇幼保健工作的实施及管理

医院应按照《中华人民共和国母婴保健法》及实施办法保障妇幼保健工作的诊疗场所、医疗器械等设施完备，从事母婴保健工作的人员要经过县级以上地方人民政府卫生行政部门的考核并取得《母婴保健技术考核合格证书》，按程序申办《母婴保健技术服务执业许可证》，经卫生行政部门审核合格并取得《母婴保健技术服务执业许可证》便可开展相应的母婴保健诊疗项目。从事产前诊断以及施行结扎手术和终止妊娠手术的工作人员均要与医院签订责任书，如违反《中华人民共和国母婴保健法》则责任到人。

医院妇幼保健工作管理员必须熟悉《中华人民共和国母婴保健法》及实施办法、《新生儿疾病筛查管理办法》《母婴保健专项技术服务许可及人员资格管理办法》《产前诊断技术管理办法》《母婴保健专项技术服务基本标准》、辖区爱婴医院管理及出生医学证明领发管理等规定，组织医院内妇幼保健工作的实施，督导相关部门或工作人员按规范开展医院妇幼保健工作，督办《母婴保健技术服务执业许可证》《母婴保健技术考核合格证书》等证件。医院医务人员（包括进修、实习人员）要了解《中华人民共和国母婴保健法》及爱婴医院管理等基本知识；从事母婴保健工作人员应熟悉母婴保健法规及相关技术规范，熟练掌握相关技术操作，定期接受辖区卫生行政部门或医院组织的母婴保健法规及技能培训、考核。医院可结合实际，指定预防保健科负责医院内妇幼保健工作的组织实施职能部门，在分管院长领导下，预防保健科具体负责本院妇幼保健的业务计划、组织管理和方案实施，具体督导各科室妇幼保健工作的实施。医院内妇幼保健工作与医疗、院内感染、护理等业务密切相关，预防保健科要充当好医院内妇幼保健工作的协调组织者，使医院内开展的妇幼保健工作既符合妇幼保健规范又遵照临床操作。医院要科学规划和设置产科门诊、孕妇学校、终止妊娠手术室、产房、爱婴区、新生儿室等，开展早孕检查、孕期保健、母乳喂养宣教、产前筛查、高危妊娠管理、孕产期医学处理、产后保健、爱婴行动促进、孕产妇及儿童死亡讨论评审等工作，发现以上工作不规范，预防保健科要及时提出存在问题并积极协调完善相应工作，如未得到妥善解决要提出相关建议供主管院长参考，促进医院妇幼保健工作规范运行；如涉及妇幼保健业务的专项工作，预防保健科要积极组织相关部门或科室开展相应工作，尽可能组织相关工作骨干商讨并制定适宜本院操作的工作流程，运行本院有条件实现的妇幼保健专项工作，对难于运作的妇幼保健专项工作要提出科学的建议并向业务主管部门报告，在业务主管部门指导下妥善处置好妇幼保健专项工作的安排。预防保健科要按照辖区卫生行政部门要求督导相关科室完善妇幼保健资料，妇幼保健信息应及时录入相关手册或妇幼保健信息管理网络系统，按规范做好孕产妇保健系统管理、儿童保健系统管理等。预防保健科除了妇幼保健职能管理外，也可结合医院实际情况参与妇幼保健的具体业务，如儿童保健或妇女保健门诊、妇幼信息管理等，妇幼信息管理含收集、整理各相关科室的妇幼保健资料，汇总、统计妇幼保健各种报表并报送辖区妇幼保健院（大多数辖区卫生行政部门指定辖区妇幼保健院为妇幼保健业务主管部门）。

（一）孕产期保健、产科质量及相关信息管理

妇幼保健工作大多数内容和妇产科诊疗项目相关，较多妇幼保健工作由妇产科开展并落实，妇产科要认真开展妇幼保健工作。

（1）办好孕妇学校，开展遗传咨询及优生优育、围产期保健、母乳喂养宣传。

（2）设立高危及早孕检查门诊，要求有专人及专案管理，高危妊娠保健手册必须按

要求盖章，月初要收集、整理上一个月高危孕产妇的资料，结案后归档。对有畸形分娩史的产妇要进行追踪检查。对来本院检查且未建卡的孕妇必须做好早孕检查建卡，开展孕妇的艾滋病、梅毒筛查工作，并将详细检查内容录入母子保健手册和妇幼保健信息管理网络系统。

（3）发现出生缺陷儿、新生儿破伤风、计划生育手术并发症、孕产妇死亡、死产、死胎、婴儿及 5 岁以下儿童死亡等要及时报告。

（4）开展新生儿疾病筛查工作，要求筛查率达 100%。产后 3 天的访视由产科住院部完成，母子保健手册的记录要完整。

（5）妇幼保健的各项记录均要准确、及时录入母婴保健手册和妇幼保健信息管理网络系统。

（6）产房打印出生医学证明要认真核对，避免错漏。

（7）通知出院产妇在产后 30 ～ 42 天到产科妇幼保健门诊检查，妇幼保健医师做好产后转诊、产后 30 ～ 42 天检查、妇幼保健业务学习等，每月按时统计妇幼保健和爱婴医院等指标并报预防保健科。

妇产科与儿科要密切配合，保障新生儿会诊及转诊工作顺畅。产科筛选高危孕产妇，预先判断高危因素（早产、胎膜早破、多胎、妊高征、妊娠期糖尿病、反复产前出血、宫内发育迟缓、溶血病、胎儿畸形、孕妇心肺功能不全、慢性肾衰竭等）并提前通知新生儿科负责人。产时出现胎心减速、羊水浑浊、宫缩乏力等可能影响围生儿健康因素者，应及时电话通知新生儿科，新生儿科相关医师第一时间进产房或手术室准备抢救及复苏。新生儿科医师会诊后及时登记新生儿抢救记录、记录新生儿出生时情况，决定是否需收入新生儿科以便观察或治疗。产科如发现早产儿、低出生体重儿、小于胎龄儿、新生儿窒息、羊水吸入综合征及其他具有高危因素的产儿均需转入新生儿科进一步观察及治疗。产房及手术室转送新生儿科途中须做好保暖、吸氧等，新生儿科医师须一同护送。儿科发现出生缺陷儿、5 岁以下儿童死亡等要及时报告并及时完善相关资料，新生儿科要严格按爱婴医院标准开展相关工作，如母乳哺养指导、住院新生儿母亲的泌乳指导等。

孕产妇的病情涉及母子安全，因此，要重视孕产妇的救治，医院要充分利用自身医疗资源优势建立并不断完善急危重症孕产妇的诊治及救治绿色通道。在门（急）诊发现高危孕产妇有住院指征，需由门诊医师收住院；患者转运途中有可能发生危险者，需派医护人员送入病房。医院需设立急危重症孕产妇急救绿色通道，高危孕产妇出现分娩先兆、规律宫缩或胎膜早破、胎动异常等情况，可直接送到产房。门急诊医师遇急危重症孕产妇时，按急会诊规范及时申请会诊，可直接与拟邀请的院内急危重症孕产妇抢救专家组成员联系，并向专家简要叙述病情，对转诊来的急危重症孕产妇要及时处理，不得推诿。申请会诊时应由科室负责人或主管医师陪同会诊并汇报病情及诊治经过；急危重症孕产妇的会诊医师要按规定时间到位，积极参与和指导患者抢救并详细书写会诊意见；必要时报医务科组织院级大会诊，按会诊结论采取相应处理措施（如明确诊断、统一综合治疗方案、是否需请外院专家会诊、继续医学观察治疗或转诊等）。

为维护妇幼信息安全和避免个人信息泄露，各妇幼信息相关工作站使用者及管理员要按权限操作妇幼卫生信息数据（指通过妇幼卫生信息系统所收集的所有信息数据库以及调用数据库的所有功能模块）。妇幼信息数据库包括妇幼信息数据库的全部信息、其他需要保密的妇幼信息（如出生报表及一览表等）、新生儿疾病筛查及出生医学证明等有关信息。医院信息管理部门应保障相关设备的安全，加强对本院服务器的管理，防止非管理员接触。妇幼信息数据备份在本院，医院每台客户端设置固定内网 IP 地址，对外的数据摘录需院领导审批。医院妇幼信息系统设专人维护，妇幼信息管理员对使用人员设置不同的使用权限，并对使用人员进行备案。工作人员对所列内容负有严格的保密责任和义务，不得向第三方透露。工作人员不得将从数据库得到的信息用于任何商业目的，不得利用数据库信息向外进行销售活动。工作人员如违规操作，给患者造成任何损失或伤害，应承担相应责任；违反法律的，应承担相应的法律责任。

（二）医院促进爱婴行动工作管理

医院应依据世界卫生组织（WHO）和联合国儿童基金会（UNICEF）制定的《促进母乳喂养成功的十点措施》及辖区爱婴医院管理要求做好医院促进爱婴行动工作的管理。成立医院促进爱婴行动领导小组，负责组织、领导爱婴医院的全面工作，下设办公室具体负责医院爱婴行动的计划、组织管理、方案实施和日常工作，年度要有计划和总结，全面开展爱婴行动。医院促进爱婴行动领导小组定期对全院爱婴行动工作进行质量评估，评估结果与相关科室及工作人员业绩考评挂钩，保障医院爱婴行动工作质量。医院爱婴行动领导小组办公室根据爱婴医院标准和目标，组织本院所有接触母婴的医务人员进行每年一次以上有关母乳喂养新知识的培训。新上岗员工和爱婴区工作人员均要接受规范的母乳喂养及哺乳管理培训，考核合格后方能上岗，培训、考核等资料均归档保存。全院工作人员要支持爱婴行动并付诸行动中，有关医务人员要以爱婴医院的标准开展相关工作，接受爱婴医院主管部门的考评，不断提升爱婴行动质量。全院工作人员要遵守 WHO 和 UNICEF 关于保护、促进和支持母乳喂养联合声明《促进母乳喂养成功的十点措施》《国际母乳代用品销售守则》等。

（1）产科门诊、产科住院部、产房要以多种形式对孕妇及其家属进行母乳喂养健康教育，使其了解母乳喂养的好处及方法、技巧等；耐心指导，使产妇能坚持母乳喂养，保证医院出生儿童的母乳哺育率达到爱婴医院的标准。

（2）产妇进入待产室后，应进行母乳喂养知识复训和提问；新生儿出生后半小时内要进行母婴皮肤早接触，持续 30 min 以上；当婴儿有觅食反射时，助产人员应协助做好早吸吮。剖宫产术产妇，在手术台上可进行母婴手拉手、脸贴脸，术后送回爱婴区，产妇能够做出应答后 30 min 内，即开始母婴皮肤接触，持续 30 min 以上，并帮助早吸吮。

（3）爱婴区工作人员要热情接待每一对母婴，母婴到爱婴区 2 h 内医护人员应指导母亲进行母乳喂养。爱婴区实行母婴同室，当母婴分离时应指导母亲如何保持泌乳，鼓励按需哺乳。

（4）爱婴区房间每天消毒 2 次，床头柜、床架、门窗、护理车、输液架等每天要消毒，保持环境清洁、整齐、舒适、温馨。乙型肝炎表面抗原阳性（HBsAg（＋））孕产妇要按规定隔离处置。

（5）爱婴区实行 24 h 护理责任制，医护人员每 1 ～ 2 h 至少巡视母婴一次，要有专职人员协助母亲进行母乳喂养。

（6）探视者必须遵守爱婴区规定，不携带奶粉、奶瓶、橡皮奶头等进入爱婴区，不得高声喧哗、坐卧于母婴床上等。

（7）除母乳外，禁止给婴儿喂任何食物或饮料，除非有医学指征。不给母乳喂养的婴儿吸橡皮奶头作为安慰物。

（8）坚持产科医师三级查房制度和新生儿科医师每日到爱婴区查房制度。对高危产妇及婴儿应严密观察，重点交班，发现异常情况及时处理。

（9）病理新生儿母亲可在婴儿需要哺乳时进入病室哺喂，也可按时挤出乳汁送奶，必要时可将挤出的乳汁置冰箱保存、备用。原则上母乳挤出后要喂自己的婴儿。

（10）不接受任何代乳品的馈赠，不使用宣传代乳品的物件。

（11）医院设立母乳喂养咨询门诊和 24 h 通畅的咨询热线电话，将出院产妇转给母乳喂养支持组织，促使其出院后继续支持母乳喂养。对来医院体检、就诊或住院的婴儿及哺乳妇女做进一步的母乳喂养宣传工作。

（三）医院孕产妇、围产儿死亡病例报告及评审工作管理

医院成立孕产妇及围产儿死亡评审委员会，负责对本院孕产妇、围产儿死亡病例的结论性评审或学术性评审，分析发生孕产妇、围产儿死亡工作现状和存在的问题，讨论发生孕产妇、围产儿死亡的主要死因，提出解决问题的对策，提交给医院相关职能部门或业务科室，促进相关诊疗水平的提高。预防保健科可通过多种形式让医务人员了解孕产妇及围产儿死亡的定义、报告程序、调查内容等。

（1）报告对象。报告对象为本院内发生的孕产妇、围产儿死亡病例。①孕产妇死亡定义：指妇女从妊娠开始至妊娠结束后 42 天内，不论妊娠各期和部位，包括内外科原因、计划生育手术、宫外孕、葡萄胎死亡，不包括意外原因（如车祸、中毒等）死亡。②围产儿死亡定义：指妊娠满 28 周以上（或出生体重 > 1 000 g 以上）至产后 7 天内死亡的胎儿及新生儿，不包括计划生育要求引产的死胎、死产。

（2）报告内容。①孕产妇死亡病例：死者姓名、年龄、现住址、户籍、首诊地点、分娩地点及时间、死亡地点及时间、死亡初步诊断等。②围产儿死亡病例：母亲姓名及年龄、出生天数、户籍、首诊地点、分娩地点及时间、死亡地点及时间、死亡初步诊断等。

（3）报告程序。①出现孕产妇死亡，主管医师要及时、准确地录入妇幼保健信息系统的"孕产妇死亡报告卡"（没有安装系统的填写纸质报告卡），12 h 内报送预防保健科妇幼保健工作管理员，预防保健科要在 24 h 内电话报告辖区妇幼保健院并完成审核。②发现足月非畸形围产儿死亡，主管医师要及时、准确地录入妇幼保健信息系统的"围产儿死亡报告卡"（没有安装系统的填写纸质报告卡），12 h 内报送预防保健科妇幼保健工作管理员，预防保健科要在 24 h 内电话报告辖区妇幼保健院并完成审核。③仅发生围产儿死亡的，主管医师要及时、准确录入妇幼保健信息系统的"围产儿死亡报告卡"（没有安装系统的填写纸质报告卡），5 天内报送预防保健科妇幼保健工作管理员，预防保健科在 3 天内完成审核。④如出现围产儿死亡同时合并孕产妇死亡的情况，主管医师应及时向预防保健科妇幼保健工作管理员报告孕产妇及围产儿死亡情况，并录入妇幼保健信息系统的"孕

产妇死亡报告卡"和"围产儿死亡报告卡"（没有安装系统的填写纸质报告卡），预防保健科要在规定时限完成审核、报告。⑤各科室对 15～49 岁的育龄妇女死亡病例，必须查实末次月经史和生育史，做好相关记录，避免妊娠合并其他内外科疾病导致的死亡而发生孕产妇死亡漏报。发现属孕产妇死亡病例，应按孕产妇死亡报告程序处理。⑥预防保健科负责录入未安装妇幼保健系统科室的孕产妇及围产儿死亡报告卡，要在审核时限内完成妇幼保健信息系统的录入、审核。

（4）孕产妇及围产儿死亡调查。相关科室要积极配合辖区妇幼保健机构对孕产妇及围产儿死亡病例的调查，按要求提供孕产妇或足月非畸形围产儿死亡的原始病历复印件、病历摘要等资料，由医务科审核盖章，一周内交辖区妇幼保健院妇幼保健科。

（5）孕产妇及围产儿死亡评审。①孕产妇（或围产儿）死亡病例的主管医师要按照辖区孕产妇（或围产儿）死亡病历摘要格式及时完成死亡病例的病历摘要（3 天内），提交给上级医师或科主任审核。孕产妇（或围产儿）死亡涉及多科室的，所有参与诊治的科室 3 天内必须协助完成各专科的诊治病历摘要，并将病历摘要电子稿发送给该病例的主管医师和医院孕产妇及围产儿死亡评审委员会秘书。②出现孕产妇（或围产儿）死亡的科室须在一周内组织死亡病例讨论，详细记录讨论经过，并将讨论意见填写在病历摘要的"科内自评"一栏中，科主任审核病历后 3 天内送交预防保健科妇幼保健工作管理员。③预防保健科妇幼保健工作管理员收到孕产妇（或围产儿）死亡病历摘要，发送给医院孕产妇及围产儿死亡评审委员会秘书，两者均应认真审核该病历及摘要，如发现有漏项、错项及格式不合格等，须汇总至妇幼保健工作管理员处，由预防保健科责成相关科室修改和完善。④出现孕产妇或足月非畸形围产儿死亡一周内，医院孕产妇及围产儿死亡评审委员会应组织孕产妇或围产儿死亡评审，预防保健科妇幼保健管理员协助孕产妇及围产儿死亡评审委员会秘书准备好孕产妇或足月非畸形围产儿死亡病历摘要，在评审会开始前提交给医院孕产妇及围产儿死亡评审委员会成员。孕产妇及围产儿死亡评审委员会秘书做好专家签到、评审记录、评审表的填写及相关资料整理。⑤医院孕产妇及围产儿死亡评审委员会定期组织围产儿死亡评审，预防保健科妇幼保健管理员协助孕产妇及围产儿死亡评审委员会秘书提前 3 天将围产儿死亡病历摘要提交给医院孕产妇及围产儿死亡评审委员会成员预审。孕产妇及围产儿死亡评审委员会秘书做好专家签到、评审记录、评审表的填写及相关资料整理。⑥预防保健科将评审后的死亡病历摘要复印件、评审表、孕产妇或足月非畸形围产儿死亡病历复印件（一式两份）报送辖区妇幼保健院。若无特殊情况，孕产妇或足月非畸形围产儿死亡评审资料应在一周内完成报送，其他围产儿死亡评审资料在一个月内报送。⑦评审注意事项：评审不是医疗事故鉴定或追究当事人责任；评审时要提供原始病历（有尸检报告要提交），要按辖区统一的表格和评审要求填写。⑧院领导要每季度检查孕产妇及围产儿死亡评审委员会是否按期对死亡病例进行评审，查阅孕产妇及围产儿死亡评审委员会的评审记录。对不按规定操作者，责令相关科室完成整改，予以通报批评或处分。

（6）预防保健科妇幼保健工作。管理员要每月到病案室和相关科室检查孕产妇及育龄妇女死亡病例、围产儿死亡病例的报告，督导迟报、漏报孕产妇及围产儿死亡病例的科室和当事人要及时补报和完善相关资料。预防保健科要将每季度的检查结果向院领导汇报，孕产妇及围产儿死亡报告和相关资料完善质量纳入医院医疗质量管理体系，情节严重的要全院通报批评并追究相应责任。

（四）医院 5 岁以下儿童死亡报告及评审工作管理

为降低 5 岁以下儿童病死率，保障儿童健康，提高儿童保健工作质量，医院成立 5 岁以下儿童死亡评审委员会，对本院 5 岁以下儿童死亡病例开展结论性评审或学术性评审，分析发生 5 岁以下儿童死亡工作现状和存在的问题，讨论发生 5 岁以下儿童死亡的主要死因，提出解决问题的对策，提交给医院相关职能部门或业务科室，促进相关业务诊疗水平的提高。预防保健科可通过多种形式让医务人员了解 5 岁以下儿童死亡的定义、报告程序、调查内容等。

（1）报告对象：本院内 5 岁以下儿童死亡病例及转诊往其他医院途中的 5 岁以下儿童死亡病例，不包括院前死亡病例。

（2）报告内容：死者姓名、年龄、住址、户口地址、死亡地点、时间（含在非医疗保健机构发现 5 岁以下儿童死亡的时间）、死亡诊断。

（3）报告程序。①出现 5 岁以下儿童死亡病例，主管医师要及时、准确地录入妇幼保健信息系统的"5 岁以下儿童死亡报告卡"（没有安装系统的填写纸质报告卡），5 天内报送预防保健科妇幼保健工作管理员，预防保健科在 3 天内完成审核。②预防保健科负责录入未安装妇幼保健系统科室的"5 岁以下儿童死亡报告卡"，要在审核时限内完成妇幼保健信息系统的录入、审核。

（4）5 岁以下儿童死亡调查。相关科室要积极配合妇幼保健机构对 5 岁以下儿童死亡病例的调查，按要求提供相应的病历、病历摘要等资料。

（5）5岁以下儿童死亡评审。①5岁以下儿童死亡病例的主管医师要按照辖区"5岁以下儿童死亡病例摘要"格式及时完成死亡病例的病历摘要（3天内），提交给上级医师或科主任审核。5岁以下儿童死亡涉及多科室的，所有参与诊治的科室3天内必须协助完成各专科的诊治病历摘要，并将病历摘要电子稿发送给该病例的主管医师和医院5岁以下儿童死亡评审委员会秘书。②出现5岁以下儿童死亡的科室须在一周内组织死亡病例讨论，详细记录讨论经过，并将讨论意见填写在病历摘要的"科内自评"一栏中，科主任审核病历后3天内送交预防保健科妇幼保健工作管理员。③预防保健科妇幼保健工作管理员收到5岁以下儿童死亡病历摘要后，发送给医院5岁以下儿童死亡评审委员会秘书，两者均应认真审核该病历及摘要，如发现有漏项、错项及格式不合格等，需汇总至妇幼保健工作管理员处，由预防保健科责成相关科室修改和完善。④医院5岁以下儿童死亡评审委员会要定期组织5岁以下儿童死亡评审，保障5岁以下儿童死亡评审资料在病例死亡1个月内完成报送。预防保健科妇幼保健管理员协助5岁以下儿童死亡评审委员会秘书提前3天将5岁以下儿童死亡病历摘要提交给医院5岁以下儿童死亡评审委员会成员预审。5岁以下儿童死亡评审委员会秘书做好专家签到、评审记录、评审表的填写及相关资料整理等工作。⑤预防保健科将评审后的死亡病历摘要复印件、评审表（一式两份）报送辖区妇幼保健院。若无特殊情况，5岁以下儿童死亡评审资料应在病例死亡后1个月内报送。⑥评审注意事项：评审不是医疗事故鉴定或追究当事人责任；评审时要提供原始病历（有尸检报告要提交），要按辖区统一的表格和评审要求填写。⑦医院领导要定期检查5岁以下儿童死亡评审委员会是否按期对死亡病例进行评审，查阅5岁以下儿童死亡评审委员会的评审记录；不按规定操作者，责令相关科室完成整改，予以通报批评或处分。

（6）预防保健科妇幼保健工作。管理员要每月到病案室和相关科室检查5岁以下儿童死亡病例的报告，督导迟报、漏报5岁以下儿童死亡病例的科室和当事人要及时补报和完善相关资料。预防保健科要将每季度的检查结果向院领导汇报，5岁以下儿童死亡报告和相关资料完善质量纳入医院医疗质量管理体系，情节严重的要全院通报批评并追究相应责任。

（五）医院出生医学证明管理

医院可成立出生医学证明管理小组，依照《中华人民共和国母婴保健法》及辖区出生医学证明管理的规定制定合理、严密的出生证领发程序，负责出生医学证明的管理。要求从事出生医学证明相关工作的人员必须熟练掌握《中华人民共和国母婴保健法》及辖区出生医学证明管理的规定，严格按程序规范操作，保证孩、证相符。非指定工作人员不能干预出生医学证明工作，要认真按出生医学证明工作人员的指引完善相关手续。医院内各相关部门要按辖区出生医学证明管理的规定共同负责医院的领证、专用章的使用、打证、发证等工作，分别指定专人负责，职责清楚，制定合理的领发流程。

（1）空白出生医学证明的领取人员必须由出生医学证明管理小组指定人员负责，到辖区卫生行政部门或其委托的单位领取空白出生医学证明，预防保健科负责核实监督。领取的出生医学证明要将编号记录存档，做好出入库登记、交接签名等，并定期自查复查。预防保健科负责封皮存放，产科负责空白出生医学证明证芯的存放，专柜专锁，专人管理。

（2）产科门诊和产科病房可在明显处张贴《领发出生医学证明告知书》，工作人员应做好告知书内容的宣传和解释工作。

（3）出生医学证明的打印由产科负责，从事出生医学证明相关工作的人员要坚持实事求是原则，必须依据新生儿出生时的真实情况，规范打印出生医学证明。打证人应认真审核申请人的相关资料，资料齐全方可打印出生医学证明，登记好打印记录并每月汇总。错证、废证以及补发的出生医学证明要到辖区卫生行政部门或委托单位进行更换并做好登记，不得重复或交叉打印，确保一个新生儿只有一份有效的出生医学证明。

（4）医院办公室专人专锁保管出生医学证明专用章，负责盖章。打印好的出生医学证明由产科送医院办公室盖章，双方核对数量、编号、姓名等资料后签名。出生医学证明专用章的使用要严格管理，只允许在出生医学证明和补发、换发资料上盖章。

（5）产科将盖好章的出生医学证明交预防保健科，交接时须核对数量、编号、姓名等，由预防保健科专人负责发证。在发证时，必须核对姓名、编号等，领证人必须签名。做到手续齐全、清楚，保证孩、证相符。任何人不得伪造、涂改、销毁、多打证。出生医学证明的相关材料应整理归档，放档案室永久保存。

（迟静）

第五节　医院公共卫生管理与公共卫生突发事件报告及应急处理

一、概述

公共卫生突发事件有广义和狭义之分，广义的公共卫生突发事件是指突如其来的、对人类身体健康和生活产生巨大威胁，并直接影响到国家安全、社会经济进步和局势稳定的自然灾害或人为灾害。对公众造成威胁的公共卫生突发事件在人类社会早期多表现为自然灾害，如疾病、污染、洪水、地震、火灾、海啸、火山爆发等；狭义的突发公共卫生事件指突发的重大疫情、食物中毒等由于人类社会自身发展带来的突发性公共卫生事件。

根据我国《突发公共卫生事件应急条例》，突发公共卫生事件是指突然发生，造成或者可能造成社会公众健康严重损害的重大传染病疫情、群体性不明原因疾病、重大食物和职业中毒以及其他严重影响公众健康的事件。《国家突发公共事件总体应急预案》中对公共卫生事件的定义主要包括传染病疫情、群体性不明原因疾病、食物安全和职业危害、动物疫情，以及其他严重影响公众健康和生命安全的事件。

公共卫生突发事件具有突发性、全球性、致命性、负面性等特点，一旦发生很容易涉及政治、经济、社会等多个层面，不仅影响人们的正常生产、生活秩序，而且影响到社会经济发展、政治稳定，具有极强的危害性。

在应对突发公共卫生事件中，医院承担着早期报警、控制传播（指传染性疾病）、降低突发公共卫生事件所致社会影响等多重责任。医院是应对突发公共卫生事件的重要组成部分，是应对各类突发公共卫生事件的主力军，是疾病预防控制体系的重要技术保证。

综合性医院不仅负责辖区人民的日常健康预防和医疗工作，还承担着参与突发意外事故、自然灾害等紧急救援任务的责任。例如，参与抗洪、地震和传染病疫情救援等紧急救护保障工作。这些紧急救援任务为医院提供了锻炼的机会，使其能够在应对突发公共卫生事件时发挥更大的作用。

（一）做好应对突发公共卫生事件的控制

1. 制定科学合理的应急预案

为了有效控制突发公共卫生事件，综合性医院需要在平时制定科学合理的应急预案，建立应急机制，并制定和完善的紧急控制措施。

（1）加强组织领导。医院应设立应急指挥部（组），统一协调各部门参与，并明确各部门职责，确保分工明确、责任落实。只有在高度统一的指挥下，才能最大限度地发挥各方面力量，调动所有资源，及时控制事件。

（2）制定科学合理的预案。医院需要收集和掌握本地区各种卫生信息，包括传染病、自然灾害和其他可能发生的事故等，参考相关法律法规，并根据本地区的实际情况制定紧急措施和抢救预案。预案必须系统地反映不同情况下的指挥程序和内容，包括指挥顺序、准备行动的要求、人员和装备数量、指挥员分工等。各种保障活动必须在上级统一指挥下协调进行。

（3）全面且实用的预案。医院的预案应涵盖重大传染病、中毒事件、自然灾害和重大意外伤害等多种突发公共卫生事件。针对传染病，预案应具备清晰、简洁的预防、诊断和治疗措施，易于医务人员和非医务人员理解和掌握。此外，医院还应制定大规模伤员的分类和转送标准，以便妥善开展伤员的分类和转运。对于自然灾害等情况，预案还应包括抢救伤员、搜救幸存者和控制疾病流行等措施。

2. 加强应急教育培训，提高应急能力

在突发公共卫生事件中，医务人员的应急处置能力和应急思维至关重要。为此，建立完善的在职培训制度对于提高医务人员的应急能力非常重要，并应纳入继续医学教育计划。

应急培训内容包括以下几个方面。

（1）临床医护人员流行病学方法和思维。培训医务人员掌握流行病学调查方法和思维方式，以便快速判断和控制传染病的蔓延。

（2）突发事件应急处置能力。培训医务人员在突发事件中的应急处置能力，包括如何组织救治、疏散和转运伤病人员，如何与其他应急救援单位协调合作等。

（3）传染病和常见中毒知识。培训医务人员对于不同传染病和中毒事件的识别、防控、治疗等知识，以提高他们在处理此类事件时的应急能力。

（4）自然灾害和意外事故状态下的救治。培训医务人员在自然灾害（如地震、洪水等）

和意外事故中的救治技能和策略，包括临时急救、伤病人员分类和转运等。

（5）心理素质培训。提供心理支持和压力管理培训，使医务人员能够在应对紧急情况下保持冷静，有效应对心理压力。

此外，加强演练也是必要的。通过反复演练，可以确保预案的顺利实施，并提高应急队伍的水平。演练形式可以包括紧急集结拉动、意外事故现场抢救、模拟演习等。同时，医院应加强应急机制的研究，这包括预警研究和监测预警，总结和借鉴国内外已发生的重大公共卫生事件的成功经验，修正和完善各种预案和预警指标。建立快速反应机制，以便在应急事件中发挥重要作用。通过培训和演练，医务人员的应急能力和应对综合性突发事件的能力将得到提升，以便更好地保障公众的健康和安全。

（二）提高应对突发公共卫生事件的能力

为了应对突发公共卫生事件，需要加强医疗卫生人才队伍建设。具体包括以下措施。

（1）制定完善公共卫生和卫生应急人才发展规划，明确人才培养、引进、使用、管理和激励的政策措施。

（2）建立健全人员准入制度，确保人员的专业素质和能力符合应急需求。

（3）加强人才培训和继续教育，提高医疗卫生人员的应急能力和知识水平。

（4）完善人员待遇保障机制，提高医疗卫生人员的工资待遇、社会保障和福利待遇，增强他们的工作积极性和稳定性。

（5）建立科学的考核评价体系，对医疗卫生人员的应急工作表现进行评估和激励，激发其积极性和创造性。

（6）加强国际交流与合作，吸引和培养具有国际视野和专业技能的医疗卫生人才，提高应对国际突发公共卫生事件的能力。

通过加强人才队伍建设，能够提高医疗卫生人员的专业素质和应急能力，为突发公共卫生事件的应对提供坚实的人力支持。

二、主要任务和内容

医院聚集各种患者，是易被致病因素侵袭的场所，医务人员频繁接触各种病患，是社会人群中易致病的高危人群，同时医院还有有毒、有害的化学物质、放射源和药品等，因此，医院必须加强对突发公共卫生事件的预防，减少或杜绝突发公共卫生事件的发生。一旦发生突发公共卫生事件，医院控制措施的及时性和有效性，直接关系到事态的发展和变化。在处理方面，无论突发公共卫生事件发生在医院内还是医院外，患者的抢救和治疗都要依靠医院，医院的救治水平直接关系到突发公共卫生事件处理的效果，关系到患者的健康和生命。

针对医院在突发公共卫生事件中的重要地位和作用，在日常管理工作中，医院应着力建设突发公共卫生事件应急预案，做好突发公共卫生事件管理工作，做到未雨绸缪。

（一）应急预案的类别

（1）预防生物病原暴发的预案：主要指传染病，根据《中华人民共和国传染病防治法》规定的法定传染病的分类及诊断标准，对各类传染病的确诊、疑似病例等病、疫情进行动态监测，包括呼吸道、消化道、虫媒及接触传染病等。

（2）预防食物及职业中毒的预案：由于食物中毒或职业中毒出现急性或亚急性中毒反应，甚至出现批量患者死亡的灾难性局面的应对方案。

（3）预防医源性感染预案：所有医院获得性感染以及由医疗废弃物处置不当造成的感染的应对方案。

（4）预防环境卫生风险预案：由于污染所致，如水、大气、放射污染等，或有害气体、化学气体的突然排放致成批人群中毒、死亡等的应对方案。

（二）应急预案的编制原则

（1）掌握特定事件的发生特点。突发事件的危害程度、对社会冲击度、事件暴发时医疗救护的技术要求、人员要求、物资设备要求、伤害者的救护要求、救护人员自身的防护要求、接收伤病人员医疗机构的要求、全程供应保障的综合要求、政策与法规方面要求，这些要求的掌握是制定完整有效预案的关键。

（2）复习与借鉴相关预案。复习与借鉴相关预案是做好预案的基础工作。一份完整的应急预案由事件初期、中期、后期三个阶段应对措施构成，每一阶段的重点工作都有明显差异。为了制定一份符合当地实际和单位具体能力的预案，应对一些优秀的预案进行复习，再结合实际和单位的具体情况及某一特定事件进行预案构思，拟定初步架构。

（3）预案可行性论证。预案稿完成后，应组织相关专家（医疗与管理）进行初步论证，经过修改后再组织范围更广的专家参与论证，经几次修订后才能做好真正备用的预案。

（三）应急预案的内容

应急预案是应对各类突发公共卫生事件防控工作的核心，是实际操作中理论和行动的依据，公共卫生突发事件应急预案主要包括监测预警体系、应急响应体系和防控技术方案等。

在预案基础上还应制定更为具体的、操作性更强的实施方案。不同等级的医院都应建立应对突发公共卫生事件的应急预案，预案在可行性、具体操作性方面必须涉及不同突发公共卫生事件的启动指挥、医疗梯队、人员要求和后勤支持等项目，包括所有人员的通信联系方式、预案启动基本程序、报告制度及新闻报道等具体内容。

（1）监测预警体系。在全院范围内，针对可能引发突发公共卫生事件的基本因素（包括传染病、食物中毒、抗生化武器突袭等），建立长期、连续的常规性监测、分析和预警系统。

（2）应急响应体系。应对突发公共卫生事件的控制体系应包括以下几个子系统。①应急指挥系统。建立由院主要领导为首，以医疗行政部门为骨干的应急反应领导小组。其主要职责是：构建合理有效的（管理）组织结构，规定各级各类组织的人员组成、职责或任务，确定综合性医院自身应对重大突发公共卫生事件的预警等级及管控水平，制定应急预案，对监测预警体系上报的信息进行决策等。②医疗救治系统。建立医疗收治诊疗工作流程及制度，如"三级"检诊、"三级"排查等制度；建立药品、器械保障系统，使应急状态下的药械保障畅通无阻；明确专科门诊、急救转运的流程及紧急情况下的外派支援方案等。③预防控制系统。建立疫情应急处理制度，对消毒、隔离、防护及其他处理流程进行严格规范，开展医院感染的流行病学调查，根据各信息网络收集的相关信息和疾病监测控制系统提供的数据，分析判定疫情可能的传播途径及方式，并迅速将有关信息反馈或发布给相关单位。④人力资源系统。建立专家库及专业学术机构，为应急处理储备人才，提供咨询和建议。应急反应时，应迅速进行人力资源整合、动员和教育，建立应急状态下的奖惩制度、激励机制等。⑤后勤保障系统。该系统包括信息网络建设和维护，交通通信，检测检验技术所需物品储备，应急处理所需药品器械，个人防护保障等的购置、储运、管理、应用研究。

（3）防控技术方案。①传染病：根据国家法定传染病的分类及防治要求，针对其传播方式、发病特征等，形成适用于综合性医院医护过程的防控方案，如门诊、急诊以及手术中传染病患者的防控等。②食物中毒或职业中毒：综合性医院后勤供应及某些有可能造成职业损害的科室，如放射科、核医学科等应形成应对突发中毒或职业损伤事件的防控技术预案。③医源性感染：医院感染控制的技术规范、法规及防控技术方案正处于不断完善发展过程中，如内镜消毒技术规范、口腔科消毒技术规范以及输血感染控制指南等。综合性医院可在此基础上，建立形成适合本医院的防控技术方案。④医院环境卫生（含生物战剂、化学武器及核武器袭击等）：我国已建立起较为完善的防生物战剂、化学武器及核武器袭击的技术防控方案。尤其在环境监测方面，一系列先进的分子水平技术方法的应用，对及时快速检测医院环境中生物战剂、化学污染乃至核污染奠定了坚实基础。

三、报告和应急处理原则

国家建立突发事件举报制度，规定了任何单位和个人有权向人民政府及其有关部门报告突发事件隐患。医院负责报告发现的突发公共卫生事件相关信息，是整个公共卫生监测网络中的一个重要组成部分。除了按照卫生行政管理部门和疾病预防控制部门的要求进行常规疾病监测、报告外，医院还应当注意开展两个方面的工作：一是建立识别异常情况、发现突发事件苗头的机制，其中包括确定异常情况的基线，培养有关人员的意识，制定处理异常情况或事件苗头的程序，提高实验室的检测能力等；二是开辟相关信息渠道，收集、研究、整理、传递突发公共卫生事件的信息，使一线医务人员能够及时了解最新的动态和基本的应对方法。

（一）信息报告

（1）信息审核。在突发公共卫生事件苗头出现以后，医院最主要的任务就是对疾病做出及时、正确的诊断，采取有效的措施，努力提高疾病诊断的及时性和准确性，并且协助疾病预防控制机构开展流行病学调查。

（2）信息报告。①事件信息：事件名称、事件类别、发生时间、地点、涉及的地域范围、人数、主要症状与体征、可能的原因、已经采取的措施、事件的发展趋势、下一步工作计划等。②事件发生、发展、控制过程信息：事件发生、发展、控制过程信息分为初次报告、进程报告、结案报告。初次报告的报告内容包括事件名称、初步判定的事件类别和性质、发生地点、发生时间、发生患者数、死亡人数、主要临床症状、可能原因、已采取的措施、报告单位、报告人员及通信方式等。进程报告的报告内容包括报告事件的发展与变化、处置进程、事件的诊断和原因或可能因素，势态评估、控制措施等内容。同时，对初次报告的"突发公共卫生事件相关信息报告卡"进行补充和修正。重大及特别重大突发公共卫生事件至少按日进行进程报告。结案报告是事件结束后，应进行的结案信息报告。达到《国家突发公共卫生事件应急预案》分级标准的突发公共卫生事件结束后，由相应级别卫生行政部门组织评估，在确认事件终止后2周内，对事件的发生和处理情况进行总结，分析其原因和影响因素，并提出今后对类似事件的防范和处置建议。

（3）报告方式、时限和程序。获得突发公共卫生事件相关信息的责任报告单位和责任报告人，应当在2 h内以电话或传真等方式向属地卫生行政部门指定的专业机构报告，若具备网络直报条件的同时进行网络直报，直报的信息由指定的专业机构审核后进入国家数据库。不具备网络直报条件的责任报告单位和责任报告人，应采用最快的通信方式将"突发公共卫生事件相关信息报告卡"报送属地卫生行政部门指定的专业机构，接到"突发公共卫生事件相关信息报告卡"的专业机构，应对信息进行审核，确定真实性，2 h内进行网络直报，同时以电话或传真等方式报告同级卫生行政部门。接到突发公共卫生事件相关信息报告的卫生行政部门应当尽快组织有关专家进行现场调查，如确认为实际发生突发公共卫生事件，应根据不同级别，及时组织采取相应措施，并在2 h内向本级人民政府报告，同时向上一级人民政府卫生行政部门报告。对尚未达到突发公共卫生事件标准的，由专业防治机构密切跟踪事态发展，随时报告事态变化情况。

（二）应急处理原则

（1）突发事件发生后，医院突发事件领导小组应迅速对突发事件进行综合评估，初步判断突发事件的类型，明确是否启动突发事件应急预案的意见。

（2）应急预案启动后，各职责部门应当根据预案规定的职责要求，服从突发事件应急领导小组的统一指挥，立即到达规定岗位，履行职责。

（3）急诊科及门诊各科室应严格落实首诊负责制，对在突发事件中致病的人员提供医疗救护和现场救援，并书写详细、完整的病历记录；对需要转送的患者，应当按照规定将患者及其病历记录转送至接诊的或者指定的医疗机构，并结合疫情采取相应卫生防护措施，防止交叉感染和污染。

（4）根据突发事件应急处理的需要，突发事件应急临床指挥部有权紧急调集人员、储备的物资、交通工具以及相关设施、设备；必要时，配合政府部门进行人员疏散或者隔离，并可以依法对传染病疫区实行封锁。

（5）医院感染管理科、预防保健科等部门应当对突发事件现场采取控制措施，宣传突发事件防治知识，及时对易受感染的人群和其他易受损害的人群采取应急接种、预防性投药、群体防护等措施。

（6）参加突发事件应急处理的医护人员，应当按照突发事件的要求，采取防护措施，并在专业人员的指导下进行工作。

（7）医务人员应当配合卫生行政主管部门或其他指定的专业技术机构，开展突发事件的调查、采样、技术分析和检验。

（8）对新发现的突发传染病、不明原因的群体性疾病、重大食物和职业中毒事件，应立即上报卫生主管部门，并采取控制措施。

（9）对收治的传染病患者、疑似传染病患者，应依法报告属地主管部门、市疾病预防控制中心。对传染病做到早发现、早报告、早隔离、早治疗，切断传播途径，防止扩散。

四、注意事项

（一）完善经费补偿机制

应对突发公共卫生事件对医院来说没有盈利，反而是一种"负担"，因此，很多医院卫生应急物资储备系统并不完善，缺乏必要的储备场所，储备物资种类和数量不足，不能满足实际需求。建立完善的经费补偿机制是及时、准确地预报、预测和预警公共卫生突发事件的必备条件，是确保完成医疗卫生服务功能的基本保障。

（二）严格进行工作人员岗前培训

医务人员长期在自己的专业岗位上规律性工作，很少有危机处置经验，特别是应对重大突发公共卫生事件的经历。在处置突发事件中，往往要多专业的医务人员一起制定救治方案，做到分清轻重缓急、条理清晰、合理救治。所以，在日常医疗工作中要加强对各专业医务人员应急处置能力的训练，如针对职业中毒、医源性感染、药品或免疫接种引起的群体性反应或死亡事件，放射性及有毒有害化学性物质丢失泄漏等事件，生物、化学、核辐射等恐怖袭击事件等突发公共卫生事件，要进行有针对性的培训和演练，防止在应对这类突发事件时束手无策，短时间内难以形成有效的救治机制或救治模式。

（三）开展应急心理干预

应急心理干预已成为突发事件发生时所采取的控制措施的重要组成部分之一。医院在处置突发事件时，对于突发事件可能产生的心理问题没有得到相应的重视。医院在突发事件发生现场处理时应增加心理辅导专家，进行相关心理干预；在事件发生后、社会需求增加时，医疗机构还可以通过开通专线电话、提供相关教育素材等方式对患者或其家属提供咨询服务，实施心理干预。

（迟静）

第六节　医院公共卫生管理与药品不良反应监测

一、概述

药品不良反应是指合格药品在正常用法用量下出现的与用药目的无关的或意外的有害反应，如阿托品用于解除胃肠痉挛而引起的口干等。构成药品不良反应的前提条件是药品必须为合格药品，必须在正常用法用量下出现，必须是与用药目的无关的或意外的反应，必须是有害的反应。药品不良反应一般可分为副作用、毒性反应、过敏反应和继发感染（也称二重感染）四大类。药品不良反应有大小和强弱的差异，它可以使人感到不适、使病情恶化、引发新的疾病，甚至置人于死地。如何最大限度地发挥药物的疗效，最大限度地减少不良反应，是临床需解决的关键问题。在现实生活中，药品不良反应的发生率是相当高的，特别是在长期使用或用药剂量较大时，甚至会出现毒副反应。严格地讲，几乎所有药物在一定条件下都可能引起不良反应。但是，只要合理使用药物，就能避免或使其危害降到最低限度。这就要求人们在用药前必须全面地了解该药的药理性质，严格掌握药品的适应证，选用适当的剂量和疗程，明确药品的禁忌。在用药过程中还应密切观察患者病情的变化，及时发现药品产生的不良反应，并加以处理，尽量避免引起不良的后果。对于一些新药，由于临床经验不足，对其毒副作用观察及了解不够，在使用时就更应十分谨慎。新的药品不良反应是指药品说明书中未提到的不良反应。在一种新药或药品的新用途的临床试验中，其治疗剂量尚未确定时，所有有害而非所期望的、与药品应用有因果关系的反应，均应视为药品不良反应。因服用药品引起死亡、致癌、致畸、致出生缺陷、器官功能产生永久损伤、导致住院或住院时间延长、对生命有危险并能够导致人体永久或显著伤残的均属药品严重不良反应。

药品不良反应报告和监测是指药品不良反应的发现、报告、评价和控制的过程。

《药品不良反应报告和监测管理办法》明确提出国家实行药品不良反应报告制度。医院应按规定报告所发现的药品不良反应，医院必须指定专（兼）职人员负责本单位生产、经营、使用药品的不良反应报告和监测工作，发现可能与用药有关的不良反应应详细记录、调查、分析、评价、处理，并填写《药品不良反应／事件报告表》，每季度集中向所在地的省、自治区、直辖市药品不良反应监测中心报告，其中新的或严重的药品不良反应应于发现之日起15日内报告，死亡病例须立即报告。《药品不良反应／事件报告表》的填报内容应真实、完整、准确。新药监测期内的药品应报告该药品发生的所有不良反应；新药监测期已满的药品，报告该药品引起的新的和严重的不良反应。医院还应以"药品不良反应／事件定期汇总表"的形式进行年度汇总，向所在地的省、自治区、直辖市药品不良反应监测中心报告。对新药监测期内的药品，每年汇总报告一次；对新药监测期已满的药品，在首次药品批准证明文件有效期届满当年汇总报告一次，以后每5年汇总报告一次。医院发现群体药品不良反应，应立即向所在地的省、自治区、直辖市（食品）药品监督管理局、卫生厅（局）以及药品不良反应监测中心报告。省、自治区、直辖市（食品）药品监督管理局应立即会同同级卫生厅（局）组织调查核实，并向国家食品药品监督管理总局、卫生健康委和国家药品不良反应监测中心报告。医院应经常对本单位生产、经营、使用的药品所发生的不良反应进行分析、评价，并应采取有效措施减少和防止药品不良反应的重复发生。药品不良反应实行逐级、定期报告制度，必要时可以越级报告。

医院的药品不良反应报告及监测相关资料是加强药品监督管理、指导合理用药的依据，不作为医疗事故、医疗诉讼和处理药品质量事故的依据。医院要根据《中华人民共和国药品管理法》《中华人民共和国药品管理法实施条例》《药品不良反应报告和监测管理办法》等法律法规开展药品不良反应监测，及时发现临床用药中疑似药品不良反应的情况，必要时组织专家讨论、排查，将药品不良反应与诊疗缺陷区分开，便于规范药品的使用和促进药品的安全监管。医院做好药品不良反应报告和监测的管理工作，是保障公众用药安全和维护公众健康的体现。

二、药品不良反应的报告和监测

医院要根据《中华人民共和国药品管理法》《中华人民共和国药品管理法实施条例》《药品不良反应报告和监测管理办法》开展药品不良反应监测，指定药剂科、医务科、护理部等部门负责药品不良反应监测工作，药剂科设置专人负责药品不良反应监测的具体工作及相关管理，各临床科室设置兼职的药品不良反应监测员。医院可成立药品不良反应监测工作小组，负责组织医院药品不良反应的培训和学术活动，组织药品不良反应相关的疑难病例讨论、评价及研究工作，配合各级食品药品监督管理部门对本单位新的、严重的、突发的、群发的或影响较大及造成严重后果的药品不良反应开展调查和核实工作，积极参与相关讨论、分析并提出处理意见，督导相关部门执行药品不良反应处理措施；密切关注药品不良反应和安全性的相关信息，审核相关部门制定的本单位预防与控制药品不良反应监测流程、管理制度等。医院药品不良反应专职人员及相关管理工作人员要熟悉《药品不良反应报告和监测管理办法》和辖区药品不良反应监测工作规定。

医院要积极向患者宣传药品不良反应监测的知识，给患者使用可能导致严重不良反应的药品前，主管医师应向患者做客观的说明，介绍此药品的药效及可能发生的不良反应，并根据患者的要求提供药品说明书或其复印件。对住院患者，在"入院须知"中应附上关于药品不良反应监测的内容；如患者住院期间发生过药品不良反应，主管医师应在其出院首页等相关材料上记录患者住院期间所使用药品及发生的不良反应，并报告处理的情况。

医务工作人员发现疑似药品不良反应/事件时要做好记录，填写《药品不良反应/事件报告表》，告知本科室的药品不良反应监测员，在科室药品不良反应监测员的指导下立即用电话向药剂科的专职药品不良反应监测员或总值班（节假日及晚上报总值班）报告；科室药品不良反应监测员积极调查核实此次药品不良反应/事件，配合做好暂停使用、封存等处理事宜。医院专职药品不良反应监测员接到报告即进行调查核实，进行医院药品不良反应关联性评价，对于疑难病例可提交医院药品不良反应监测工作小组研讨、分析，对未能排除药品不良反应的，应按规定时限向辖区药品不良反应监测中心报告。医院药品不良反应一般病例每季度集中向辖区药品不良反应监测中心报告。

发现新的或严重的药品不良反应经核实后应立即报告医院药品不良反应监测工作小组，医院专职药品不良反应监测员于发现之日起15日内报告辖区药品不良反应监测中心；药品不良反应/事件中出现死亡病例或群体不良反应经核实后须立即电话报告医院药品不良反应监测工作小组、辖区药品不良反应监测中心，医院专职药品不良反应监测员应在3天内补充经调查和核实的信息报辖区药品不良反应监测中心。在医院药品不良反应监测工作小组的指导下，药剂科应停止相关药品的售发，对问题药品进行封存（包括在用药品）留样，必要时对同批号药品进行自检或送药检所检验，向辖区药品不良反应监测中心、相关经销公司、生产厂家及可能有相同药品的其他医院了解是否有类似的药品不良反应/事件发生。药剂科专职药品不良反应监测员收集相关药品说明书、药品批号、有效期、生产厂家、经销公司等信息，收集相关医嘱或处方及配伍使用其他药品的基本信息；调查相关药品在药库、药房、临床使用时的储存状况；护士配药情况，配药后存放时间等；进行分析后初拟药品不良反应分析报告，提交给医院药品不良反应监测工作小组。医院各部门配合各级药品监督管理部门以及卫生主管部门对新的、严重、突发、群发、影响较大并造成严重后果的药品不良反应进行调查、分析和评价。

医院专职药品不良反应监测员为医务人员提供药品不良反应监测技术指导和咨询，指导各科室药品不良反应监测员填写《药品不良反应/事件报告表》，收集、核实医院内药品不良反应报告，建立并管理本单位药品不良反应数据库，维护药品不良反应监测信息网络系统，定期汇总、统计分析医院内各类药品不良反应/事件，负责医院《药品群体不良反应/事件报告表》的填报，按时向辖区药品不良反应监测中心报告。密切关注国内外药品不良反应和安全性的相关信息，将医院内药品不良反应监测情况定期向医院药品不良反应工作小组汇报，并向相关部门通报。

（迟静）

第四章 面向患病人群的基本公共卫生服务项目

第一节 慢性病管理

随着经济社会的发展，人口老龄化问题日益显著，居民生活方式、居住环境、食品药品安全等对其健康的影响逐步凸显，慢性病发病率、患病率和死亡率不断上升，对居民健康造成严重的影响，已成为我国公共卫生亟须解决的重要问题之一。慢性病主要有高血压、糖尿病、心脑血管疾病等，尤其是老年群体慢性病，成为当今基层医疗卫生工作的重要方面。《中国防治慢性病中长期规划（2017—2025年）》指出，以控制慢性病危险因素、建设健康支持性环境为重点，以健康促进和健康管理为手段，提升全民健康素质，降低高危人群发病风险，提高患者生存质量，降低可预防的慢性病发病率、死亡率和致残率，实现由以治病为中心向以健康为中心的转变，促进全生命周期健康，提高居民健康期望寿命，为推进健康中国建设奠定坚实基础。

自2009年起，国家设立基本公共卫生服务项目，面向全体居民免费提供基本的公共卫生服务。主要以老年人为重点服务对象的国家基本公共卫生服务项目包括老年人健康管理、高血压和2型糖尿病等慢性病患者的健康管理、老年健康与医养结合服务等。基本公共卫生服务项目人均财政补助标准从2020年的74元提高至2021年的79元再到2022年的84元。据2021年我国卫生健康事业发展统计公报数据显示，2021年内在基层医疗卫生机构接受健康管理的65岁及以上的老年人数11 941.2万，接受健康管理的高血压患者人数10 938.4万，接受健康管理的2型糖尿病患者人数3 571.3万。开展基层慢性病健康管理服务工作是落实分级诊疗制度的有益探索，是落实基层机构防治结合职能的重要手段，是落实"健康中国"行动的重要举措。

一、高血压患者健康管理服务

随着我国人口老龄化社会的到来和人们生活方式的改变，高血压已成为我国最常见的心血管疾病之一。2015 年 6 月 30 日国务院新闻办发布的《中国居民营养与慢性病状况报告（2015 年）》显示：2012 年全国 18 岁及以上成人高血压患病率为 25.2%。根据 2010 年第六次全国人口普查数据测算，我国高血压患病人数为 2.7 亿。

（一）高血压临床诊疗技术

1. 高血压的概述

（1）概念。高血压是以体循环动脉压增高为主要临床表现的综合征，是最常见的心血管疾病，包括原发性高血压与继发性高血压。原发性高血压是指病因不明的高血压，又称高血压病，占高血压人群的 95% 以上，通常所说的高血压多指原发性高血压。继发性高血压是指病因明确的高血压，当查出病因并有效去除或控制病因后，作为继发症状的高血压可被治愈或明显缓解，继发性高血压在高血压人群中不足 5%。

（2）临床表现和并发症：高血压起病缓慢，早期常无症状，少数患者会出现头晕、头痛、心悸、颈项板紧、疲劳等。高血压后期会造成心、脑、肾、全身血管、眼底等重要器官的损害及临床并发症，严重影响患者生活质量甚至危及其生命。高血压常见的并发症如下。①高血压危象：在某些诱因作用下，使小动脉发生强烈痉挛，引起血压急剧升高，病情急剧恶化，影响重要脏器供血而产生的危急症状。若舒张压高于 140 mmHg 和／或收缩压高于 220 mmHg，无论有无症状均应视为高血压危象。②高血压脑病：当血压突然升高超过脑血流自动调节的阈值（中心动脉压大于 140 mmHg）时，脑血流出现高灌注，毛细血管压力过高，渗透性增强，导致脑水肿和颅内压增高，甚至脑疝的形成，引起的一系列暂时性脑循环功能障碍的临床表现。常见的高血压脑病有脑出血、脑血栓形成、腔隙性脑梗死、短暂性脑缺血发作等。③心力衰竭：心肌肥厚及动脉粥样硬化造成心肌供血不足，心脏舒张和收缩功能受损，最终发生心力衰竭。患者会出现夜间平卧呼吸困难，劳累或饱食时会出现气喘、心悸、咳嗽、尿少、水肿等症状。④慢性肾功能衰竭：长期高血压使肾小球内压力增高，造成肾小球损害和肾微小动脉病变，一般在高血压持续 10～15 年后出现肾损害，肾功能减退，部分患者可发展成肾功能衰竭。⑤主动脉夹层：主动脉内膜撕裂，血流将主动脉壁的内膜和中层剥离，形成壁内血肿。典型患者可表现为突发的胸腹部撕裂样剧痛，病情非常凶险，可伴发休克，甚至猝死。如有间断的胸痛、腹痛伴发热等症状，要注意不典型主动脉夹层的潜在可能。

2. 诊断标准

（1）测量血压。规范操作、准确测量血压是高血压诊断、分级及疗效评估的关键，所以，在测量前应做好相应的准备工作，以避免仪器、测量条件、环境、受测人员以及测量人员等因素对测量结果的干扰。①测量仪器要求。测量仪器使用经过国家计量部门批准和定期校准的合格台式水银血压计、其他款式的血压计或经国际标准验证合格的动态血压计、电子血压计等。听诊器选用高质量的短管听诊器，常规采用膜式胸件，若听低频率柯氏音时建议采用钟式胸件。②测量辅助用具的要求。如果是坐位测量，需要准备适合受测人员手臂高度的桌子以及有靠背的椅子；卧位测量需准备患者肘部能外展 45°的诊疗床。③环境要求。尽量选择温度适宜、环境安静、空间适当的地方测量血压。④受测人员的要求。受测人员在测量前 30 min 内避免剧烈的运动、锻炼、喝咖啡或酒，心绪平稳，静坐休息 5 ~ 10 min。⑤测量人员的要求。测量人员应是经过血压测量培训合格的人员。

（2）血压测量的方式。高血压的诊断标准会随着血压测量方式的不同而有所区别。当前血压测量的方式主要有诊室血压、动态血压和家庭血压三种。①诊室血压。诊室血压由医护人员在诊室按标准规范进行测量，是评估血压水平、临床诊疗及对高血压进行分级的常用的较为客观、传统的标准方法和主要依据，基层医疗卫生机构应以诊室血压作为确诊高血压的主要依据。②动态血压。由于血压随季节、昼夜、情绪波动较大，通常冬季血压较高，夏季较低；夜间血压较低，清晨起床活动后血压迅速升高，形成清晨血压高峰。动态血压由自动的血压测量仪器测定，24 h 内测量次数较多，无测量者误差，并可测量夜间睡眠期间的血压，既可更客观地测量血压，还可评估血压短时变异和昼夜节律。有条件的基层医疗卫生机构可采用，作为辅助诊断及调整药物治疗的依据。③家庭血压。家庭血压由被测量者自我完成，也可由家庭成员等协助完成。家庭血压是在熟悉的环境中测量，可用于评估数日、数周甚至数月、数年血压的长期变化和降压疗效，有助于增强患者的参与意识，改善患者的治疗依从性，是高血压患者自我管理的重要手段，也可用于辅助诊断。

（3）不同血压测量方式对应的诊断标准。①诊室血压的诊断标准：在未用抗高血压药物的情况下，非同日 3 次测量，收缩压 ≥ 140 mmHg 和 / 或舒张压 ≥ 90 mmHg，可诊断为高血压。患者既往有高血压史，现正服抗高血压药物，虽血压 < 140/90 mmHg，仍诊断为高血压。②动态血压的诊断标准：白天平均值 ≥ 135/85 mmHg 或夜间平均值 ≥ 120/70 mmHg 或 24 h 平均值 ≥ 130/80 mmHg 诊断为高血压。③家庭血压的诊断标准：

血压≥135/85 mmHg，可诊断为高血压。推荐使用经过国际标准认证的上臂式电子血压计，逐步淘汰水银血压计。

高血压诊断以诊室血压测量结果为主要依据，若诊断不确定或怀疑为"白大衣高血压"，可结合动态血压监测或家庭血压辅助诊断。"白大衣高血压"是指反复出现的诊室血压升高，而诊室外的动态血压或家庭血压正常。

诊断为高血压，应鉴别是原发性还是继发性。初次发现高血压，尚不能排除继发性高血压，可诊断为高血压。一旦排除了继发性高血压，则可诊断为原发性高血压。

3.高血压的治疗原则

（1）高血压治疗的基本原则。①综合管理。高血压是一种以动脉血压持续升高为特征的进行性"心血管综合征"，常伴有其他危险因素、靶器官损害或临床疾病，需要进行综合干预。②平稳降压。抗高血压治疗包括非药物治疗和药物治疗两种方法，大多数患者需长期甚至终生坚持治疗，保持血压长期平稳尤为重要。③达标。患者需定期测量血压；规范治疗，改善治疗依从性，尽可能实现降压达标；坚持长期平稳有效地控制血压。

（2）高血压的非药物治疗。高血压的非药物治疗主要是指生活方式干预，即去除不利于身体和心理健康的行为和习惯，降低血压，提高降压药物的疗效，从而降低心血管发病风险。①减少钠盐摄入。钠盐可显著升高血压，增加高血压的发病风险，而钾盐则可对抗钠盐升高血压的作用。主要措施如下：尽可能减少烹调用盐，世界卫生组织建议每日食盐摄入量少于 5 g；减少味精、酱油等含钠盐的调味品用量；少食或不食含钠盐量较高的各类加工食品，如咸菜、火腿、香肠及各类炒货；增加蔬菜和水果的摄入量；肾功能良好者，使用含钾的烹调用盐。②控制体重。超重和肥胖是导致血压升高的重要原因之一，而以腹部脂肪堆积为典型特征的中心性肥胖还会进一步增加高血压等心血管与代谢性疾病的风险。适当降低体重，减少体内脂肪含量，可显著降低血压。最有效的减重措施是控制能量摄入和增加体力活动。在饮食方面要遵循平衡膳食的原则，控制高热量食物（高脂肪食物、含糖饮料及酒类等）的摄入，适当控制主食（碳水化合物）用量。在运动方面，规律的、中等强度的有氧运动是控制体重的有效方法。减重的速度因人而异，通常以每周减重0.5 ～ 1.0 kg 为宜。对于非药物措施减重效果不理想的重度肥胖患者，应在医生指导下，使用减肥药物控制体重。③不吸烟。吸烟是一种不健康行为，是心血管病和癌症的主要危险因素之一。吸烟可导致血管内皮损害，显著增加高血压患者发生动脉粥样硬化性疾病的风险。戒烟的益处十分肯定，而且任何年龄戒烟均能获益。被动吸烟也会显著增加患心血管疾病危险。医生应强烈建议并督促高血压患者戒烟，并指导患者寻求药物辅助戒烟（如使用尼古丁替代品、安非他酮缓释片和伐尼克兰等），同时也应对戒烟成功者进行随访和监督，避免复吸。④限制饮酒量。长期大量饮酒可导致血压升高，限制饮酒量则可显著降低高血压的发病风险。⑤体育运动。一般的体力活动可增加能量消耗，对健康十分有益。而定期的体育锻炼则可产生重要的治疗作用，可降低血压、改善糖代谢等。建议每日进行适当的体力活动（每日 30 min 左右）；而每周则应有 3 次以上的有氧体育锻炼，如步行、慢跑、骑车、游泳、健美操、跳舞和非比赛性划船等。典型的体力活动计划包括如下三个阶段：5 ～ 10 min 的轻度热身活动；20 ～ 30 min 的耐力活动或有氧运动；约 5 min 的放松阶段，逐渐减少用力，使心脑血管系统的反应和身体产热功能逐渐稳定下来。⑥减轻精神压力，保持心理平衡。心理或精神压力引起心理应激（反应），即人体对环境中心理和生理因素的刺激做出的反应。长期、过度的心理反应，尤其是负性的心理反应会显著增加心血管病发生的风险。应采取相应措施，帮助患者预防和缓解精神压力以及纠正和治疗病态心理，必要时建议患者寻求专业心理辅导或治疗。

（3）高血压的药物治疗。①高血压药物治疗目的。高血压的药物治疗主要是使用降压药物降低血压，有效预防或延迟脑卒中、心肌梗死、心力衰竭、肾功能不全等并发症发生，有效控制高血压的疾病进程，预防高血压急症、亚急症等重症高血压发生。②高血压药物治疗原则。高血压的药物治疗方面应遵循以下四项基本原则，即从小剂量开始、优先选择长效制剂、联合用药及个体化用药。a. 从小剂量开始。绝大多数患者需要长期甚至终生服用降压药。小剂量开始有助于观察治疗效果和减少不良反应。如效果欠佳，可逐步增加剂量。达到血压目标水平后尽可能用相对小而有效的维持量以减少副作用。b. 优先应用长效制剂。尽可能使用 1 次 / 天给药而有持续 24 h 降压作用的长效药物，以有效控制夜间血压与晨峰血压，更有效预防心脑血管并发症发生。如使用中、短效制剂则需每日给药 2 ～ 3 次，以达到平稳控制血压的目的。c. 联合用药。联合用药既可增加降压效果而又不增加不良反应，在小剂量单药治疗疗效不满意时，可以采用 2 种或多种降压药物联合治疗。事实上，2 级以上高血压为达到目标血压常需联合治疗。对血压 ≥ 160/100 mmHg、高于目标血压 20/10 mmHg 或高危及以上患者，起始可采用小剂量 2 种药物联合治疗，或用固定配比复方制剂。d. 个体化用药。根据患者具体情况和耐受性及个人意愿或长期承受能力，选择适合患者的降压药物。患者的体质各有差异，产生高血压的机制不同，一类药物对部分患者有效，对另外一部分患者也许并不适宜。因此，不能机械地套用或照搬他人有效的药物治疗方案。应由医生根据患者的具体情况（如年龄、血压升高的类型与幅度、有无并发症或并存的疾病等）量身定制适宜的降压方案。

（4）常见的高血压治疗药物。常见的降压药包括二氢吡啶钙通道阻滞剂、血管紧张素转换酶抑制剂（ACE I）、血管紧张素 II 受体阻滞剂（ARB）、利尿剂、β 受体阻滞剂五类，以及由上述药物组成的固定配比复方制剂。此外，α 受体阻滞剂或其他种类降压药有时也可应用于某些高血压人群。

4. 高血压的社区预防

高血压的发生，除了受到个体行为和生活方式的影响，还与个人所处的家庭、组织、社区等工作、学习和生活环境密切相关。高血压一旦发生，就需要终身管理，预防高血压的发生及系统管理治疗高血压患者是一项涉及全社会的系统工程。

高血压社区预防是通过建立健康档案的过程了解社区人群的高血压患病率及具体的患病个体，了解社区人群中的高危个体，并主动采取相应的干预措施。通过系统筛查、机会性检查（日常医疗服务时）及补充性检查可以经济、高效地检出高血压患者。社区是高血压防治的第一线，必须担负起高血压检出、登记、治疗及长期系统管理的主要责任。开展高血压的社区预防，不仅可以减少人群高血压危险因素，还可以提高患者的治疗率和控制率，也可以减轻国家和个人的经济负担。

（1）高血压社区预防的实施。根据高血压的危险因素和自然史，在生物－心理社会医学模式的指导下，实施高血压的三级预防，可以有效地控制高血压的发病率，降低高血压的致残率、致死率，保护人群健康，提高生命质量。①一级预防又称病因预防，是在高血压尚未发生时针对病因（危险因素）采取的措施，是预防、控制高血压的根本措施。开展高血压的一级预防常采取双向策略，即全人群策略和高危人群策略。全人群策略是指对社区所有人进行干预，目的是降低社区人群高血压危险因素的暴露水平，预防和减少高血压的发生。该策略采用健康促进理论，从以下几个方面实施一级预防。a.政策发展与环境支持：提倡健康生活方式，特别是强调减少食盐的摄入和控制体重，促进高血压的早期检出和治疗方面政策的制定和落实，创造支持性环境。b.健康教育：争取当地政府的支持和配合，对社区全人群开展多种形式的高血压防治宣传和教育，如组织健康教育俱乐部，定期举办健康知识讲座，利用宣传栏、黑板报或文字宣传材料等传播健康知识。c.社区参与：以现存的卫生保健网为基础，多部门协作，动员全社区参与高血压防治工作。d.场所干预：高血压的干预策略必须落实到场所中才能实现。健康促进的场所分为全市、医院、社区、工作场所和学校等五类，可以根据不同场所的特点制定和实施高血压的干预计划。高危人群策略是指采用一定的技术和方法筛选出高血压的高危人群，采取有效措施，消除高危个体的特殊暴露，预防高血压的发生。②二级预防又称临床前期预防，是在高血压自然史的临床前期阶段，为阻止或延缓高血压的发展而采取措施，阻止高血压向临床阶段发展。具体实施措施包括能实现高血压患者早发现、早诊断、早治疗的各种措施，如通过高血压筛查、定期健康体检、设立高血压专科门诊等多种方式早期发现高血压患者，及时进行诊断和规范化治疗。③三级预防又称临床期预防，主要是采取高血压重症的抢救、适当的康复治疗等方式，旨在防止伤残和促进功能恢复，提高生命质量，延长寿命，降低高血压的致残率和致死率。

（2）高血压的社区筛查。①高血压的社区筛查是指在社区范围内通过快速检验、检查或其他措施，将可能有高血压但表面上健康的人，同那些可能无高血压的人区分开来，主要包括定期测量血压和了解筛查对象的高危因素。高血压的社区筛查只是一种初步检查，不是诊断试验，筛检阳性或可疑阳性者，因此，必须进行进一步确诊，以便对确诊患者进行适当干预。②高血压的社区筛查的目的是帮助发现高血压的高危人群，以便实施相应的干预措施，降低高血压的发病率，促进人群健康；也可以早期发现高血压可疑患者，以便早期诊断和早期治疗，避免危急情况的发生，改善高血压患者的预后。③高血压的社区筛查途径通常有以下几种。a.健康档案：社区建立居民档案，档案的基本内容包括个人一般情况、家族史、现病史、生活方式等，并可结合当地实际情况进行增补。将健康档案与社区常规的诊疗信息系统连接起来，开展持续性保健服务。b.体检：通过体检发现高血压患者。c.门诊就诊：常规门诊就诊的患者通过测量血压发现新的高血压患者。d.其他途径的机会性筛查：如流行病调查等。e.社区提供测量血压的装置：社区人员可随时测量血压，以便及时发现血压升高。f.家庭自测血压：自我测量血压以便及时发现血压升高。g.社区组织开展高血压筛查。

（3）高血压的社区随访。①高血压的社区随访是指通过多种方式了解高血压患者的病情变化和指导患者康复的一种观察性方法。通过随访及时了解高血压患者的疾病情况、生活方式、服药情况，评估患者是否存在危急情况等，可有效降低脑卒中、急性心肌梗死等严重并发症的发病率和死亡率，是控制高血压的基本模式和有效方式，也是基层医疗卫生服务机构的重要工作和任务。②高血压的社区随访目的包括以下几点。a.监测血压、其他心血管疾病危险因素及并存的相关疾病的变化。b.评估治疗效果，及时纠正或维持治疗方案，使血压长期稳定地维持在目标水平，临床称达标。c.促进患者坚持降压治疗，延缓高血压并发症的发生和发展，提高患者生活质量，延长寿命。③高血压的社区随访可采取多种方式，常见方式如下。a.患者到医院的诊所随访。b.定期到居民比较集中的社区站点随访。c.患者自我管理教育后的电话随访，该方式成本效益高，且随访前患者应接受血压监测方法的培训。d.对行动不便患者的入户随访。e.对中青年高血压人群的网络随访。④高血压的社区随访管理包括以下内容。a.未达标患者随访：随访频率为每2～4周随访1次，直至血压达标；随访内容为查体（如血压、心率、心律等），生活方式评估及建议，了解服药情况，必要时调整治疗。b.已达标患者随访：随访频率为每3个月1次，即每年至少4次随访；随访内容为有无再住院的新发合并症，查体（如血压、心率、心律，超重或肥胖者应监测体重及腰围等），生活方式评估及建议，了解服药情况，必要时调整治疗。c.年度评估：评估内容为除上述每3个月随访事项外，还需再次测量体重、腰围，并进行必要的辅助检查，同初诊评估，即检查血常规、尿常规、生化（如肌酐、尿酸、谷丙转氨酶、血钾、血糖、血脂等）、心电图。有条件者可选做动态血压监测、超声心动图、颈动脉超声、尿白蛋白/肌酐、胸片、眼底检查等。

（4）高血压患者转诊。需转诊人群主要包括起病急、症状重、怀疑继发性高血压以及多种药物无法控制的难治性高血压患者。妊娠和哺乳期女性高血压患者不建议基层就诊。转诊后2周内基层医务人员应主动随访，了解患者在上级医院的诊断结果或治疗效果，达标者恢复常规随访，预约下次随访时间；如未能确诊或达标，仍建议在上级医院进一步治疗。①初诊转诊。初诊时，有下列一种或几种情况的，可以进行转诊。a.血压显著升高（血压≥180/110 mmHg），经短期处理仍无法控制。b.怀疑新出现心、脑、肾并发症或其他严重临床情况。c.妊娠和哺乳期女性。d.发病年龄＜30岁。e.伴蛋白尿或血尿。f.非利尿剂引起的低血钾。g.阵发性血压升高，伴头痛、心慌、多汗。h.双上肢收缩压差异＞20 mmHg。i.因诊断需要到上级医院进一步检查。②随访转诊。随访时，有下列一种或几种情况的，可以进行转诊。a.至少三种降压药物足量使用，血压仍未达标。b.血压明显波动并难以控制。c.怀疑与降压药物相关且难以处理的不良反应。d.随访过程中发现严重临床疾病或心、脑、肾损害而难以处理。③急救车转诊。出现下列情况之一的，可以进行急救车转诊。a.意识丧失或模糊。b.血压≥180/110 mmHg 伴剧烈头痛、呕吐，或突发言语障碍和/或肢体瘫痪。c.血压显著升高伴持续性胸背部剧烈疼痛。d.血压升高伴下肢水肿、呼吸困难，或不能平卧。e.胸闷、胸痛持续至少10 min，伴大汗，心电图示至少两个导联 ST 段抬高，应以最快速度转诊，考虑溶栓或行急诊冠状动脉介入治疗。f.其他影响生命体征的严重情况，如意识淡漠伴血压过低或测不出、心率过慢或过快、突发全身严重过敏反应等。

（二）高血压患者健康管理服务规范

1. 服务对象

辖区内 35 岁及以上常住居民中原发性高血压患者。

2. 服务内容

（1）筛查。①一般人群筛查。对辖区内 35 岁及以上常住居民，每年为其免费测量一次血压（非同日 3 次测量）。②疑似患者筛查及处理。a.对第一次发现收缩压≥140 mmHg 和/或舒张压≥90 mmHg 的居民在去除可能引起血压升高的因素后预约其复查，非同日 3 次测量血压均高于正常，可初步诊断为高血压。建议转诊到有条件的上级医院确诊并取得治疗方案，2 周内随访转诊结果。b.对已确诊的原发性高血压患者纳入高血压患者健康管理。c.对可疑继发性高血压患者，及时转诊。③高危人群筛查及处理。如有以下 6 项指标中的任一项高危因素，可认为是高血压的高危人群。建议高血压高危人群每半年至少测量 1 次血压，并接受医务人员的生活方式指导。a.血压高值为收缩压 130～139 mmHg 和/或舒张压 85～89 mmHg。b.超重或肥胖、和/或腹型肥胖。超重指体重指数（BMI）为 28 kg/m² ＞ BMI ≥ 24 kg/m²；肥胖指 BMI ≥ 28 kg/m²；男性腰围≥90 cm、女性腰围≥85 cm 为腹型肥胖。c.高血压家族史（一、二级亲属）。d.长期高盐膳食。e.长期过量饮酒（每日饮白酒不少于 100 mL）。f.年龄≥55 岁。

（2）随访评估。对原发性高血压患者，每年要提供至少 4 次面对面的随访。随访评估内容如下。①血压测量和评估：测量血压并评估是否存在危急症状，出现下列情况，须在处理后紧急转诊。对于紧急转诊者，乡镇卫生院、村卫生室、社区卫生服务中心（站）应在 2 周内主动随访转诊情况。a.出现收缩压≥180 mmHg 和/或舒张压≥110 mmHg。b.出现意识改变、剧烈头痛或头晕、恶心、呕吐、视力模糊、眼痛、心悸、胸闷、喘憋不能平卧等危急情况之一。c. 处于妊娠期或哺乳期，同时血压高于正常。d. 存在无法处理的其他疾病。②询问症状：若不需紧急转诊，询问从上次随访到此次随访期间的症状。③一般测量：测量体重、心率，计算 BMI。④询问疾病情况和生活方式：包括心脑血管疾病、糖尿病、吸烟、饮酒、运动、摄盐情况等。⑤询问服药情况：了解患者服药情况。

（3）分类干预。①对血压控制满意者（一般高血压患者血压降至 140/90 mmHg 以下；高于 65 岁老年高血压患者的血压降至 150/90 mmHg 以下，如果能耐受，可进一步降至 140/90 mmHg 以下；一般糖尿病或慢性肾脏病患者的血压目标可以在 140/90 mmHg 基础上再适当降低）、无药物不良反应、无新发并发症或原有并发症无加重的患者，预约进行下一次随访时间。②对第一次出现血压控制不满意者，即收缩压 ≥ 140 mmHg 和／或舒张压 ≥ 90 mmHg，或有药物不良反应的患者，结合其服药依从性，必要时增加现用药物剂量、更换或增加不同类的降压药物，2 周时随访。③对连续 2 次出现血压控制不满意或药物不良反应难以控制以及出现新的并发症或原有并发症加重的患者，建议其转诊到上级医院，2 周内主动随访转诊情况。④对所有患者进行有针对性的健康教育，与患者一起制定生活方式改进目标并在下一次随访时评估进展，告诉患者出现哪些异常时应立即就诊。

（4）定期健康检查。高血压患者每年应至少进行 1 次较全面的健康检查，可与随访相结合。检查内容包括血压、体重、空腹血糖、一般体格检查和视力、听力、活动能力的一般检查。有条件的地区建议增加血钾浓度、血钠浓度、血常规、尿常规（或尿微量白蛋白）、大便潜血、血脂、眼底、心电图、B 超等检查，老年患者建议进行认知功能和情感状态初筛检查。具体内容参照《居民健康档案管理服务规范》健康体检表。

3. 服务流程

（1）高血压筛查流程。高血压筛查对象为辖区内 35 岁及以上常住居民，乡镇卫生院、村卫生室、社区卫生服务中心（站）每年为其免费测量一次血压。既往确诊过原发性高血压的，纳入高血压患者管理。既往未确诊过原发性高血压的患者，根据血压测量值高低，筛检流程有所不同。①血压测量值 < 140/90 mmHg：判断是否为高危人群。若为高危人群，建议其每半年至少测量 1 次血压，并接受医务人员的生活方式指导；若非高危人群，建议其每年测量 1 次血压。②血压测量值收缩压 ≥ 140 mmHg 和／或舒张压 ≥ 90 mmHg：去除可能引起血压升高的原因，复查非同日 3 次血压，若血压测量值 < 140/90 mmHg，则参照

筛检流程①进行。③血压测量值为收缩压≥140 mmHg 和／或舒张压≥90 mmHg：去除可能引起血压升高的原因，复查非同日 3 次血压，若血压测量值仍为收缩压≥140 mmHg 和／或舒张压≥90 mmHg，则有如下两种情况：若确诊为原发性高血压，则纳入高血压患者管理；必要时建议转诊到上级医院，2 周内随访转诊情况。若上级医院确诊为原发性高血压，则纳入高血压患者管理；若上级医院排除其为高血压患者，则建议其每半年至少测量 1 次血压，并接受医务人员的生活方式指导。

（2）高血压患者随访流程。高血压患者随访对象为辖区内 35 岁及以上确诊的原发性高血压患者，随访评估内容如前所述，若存在危急情况紧急处理后转诊，2 周内随访就诊情况；若不存在危急情况，则根据评估结果进行分类干预。

4. 服务要求

（1）高血压患者的健康管理由医生负责，应与门诊服务相结合，对未能按照管理要求接受随访的患者，乡镇卫生院、村卫生室、社区卫生服务中心（站）医护人员应主动与患者联系，保证管理的连续性。

（2）随访包括预约患者到门诊就诊、电话追踪和家庭访视等方式。

（3）乡镇卫生院、村卫生室、社区卫生服务中心（站）可通过本地区社区卫生诊断和门诊服务等途径筛查和发现高血压患者。对于血压值为（130 ～ 139）/（85 ～ 89）mmHg 的正常高值人群，建议每半年测量 1 次血压。有条件地区，对人员进行规范培训后，可参考《中国高血压防治指南》对高血压患者进行健康管理。

（4）发挥中医药在改善临床症状、提高生活质量、防治并发症等方面的特色和作用，积极应用中医药方法开展高血压患者健康管理服务。

（5）加强宣传，告知服务内容，使更多的患者和居民愿意接受服务。

（6）每次提供服务后及时将相关信息记入患者的健康档案。

5. 工作指标

（1）高血压患者规范管理率＝按照规范要求进行高血压患者管理的人数／年内已管理的高血压患者人数×100%。

（2）管理人群血压控制率＝最近一次随访血压达标人数/已管理的高血压人数×100%。

注：最近一次随访血压指的是按照规范要求最近一次随访的血压，若患者失访则判断为未达标，血压达标是指收缩压＜140 mmHg 和舒张压＜90 mmHg（65 岁及以上患者收缩

压＜ 150 mmHg 和舒张压＜ 90 mmHg），即收缩压和舒张压同时达标。

二、2 型糖尿病患者健康管理服务规范

糖尿病是国际公认的威胁居民健康最主要的四大类慢性非传染性疾病，也是严重威胁我国居民健康的慢性病之一，已成为严重的公共卫生问题。联合国 2030 年可持续发展议程，将降低糖尿病这一重大慢性病导致的过早死亡率列为关键发展目标，《"健康中国 2030"规划纲要》也将这个目标纳入"健康中国"建设的主要指标。糖尿病防治关键在于早防早控，要坚持预防为主，促进居民形成健康生活方式，坚持科学发展，提升糖尿病全方位管理水平，探索糖尿病防治模式。因此，我国提出糖尿病患者健康管理服务项目，希望通过对糖尿病患者的全面监测、分析、评估，给予分类干预和连续性、综合性健康管理，以达到控制疾病发展，防治并发症的发生和发展，降低医疗费用，提高生命质量的目的。

（一）2 型糖尿病患者健康管理服务对象

辖区内 35 岁及以上常住居民中的 2 型糖尿病患者。

（二）2 型糖尿病患者健康管理服务内容

（1）筛查。对工作中发现的 2 型糖尿病高危人群进行有针对性的健康教育，建议其每年至少测量 1 次空腹血糖，并接受医务人员的健康指导。

（2）随访评估。对确诊的 2 型糖尿病患者，每年提供 4 次免费空腹血糖检测，至少进行 4 次面对面随访。①测量空腹血糖和血压，并评估是否存在危急情况，如出现血糖 ≥ 16.7 mmol/L 或血糖 ≤3.9 mmol/L；收缩压 ≥180 mmHg 和 / 或舒张压 ≥110 mmHg；意识或行为改变、呼气有烂苹果样丙酮味、心悸、出汗、食欲减退、恶心、呕吐、多饮、多尿、腹痛、有深大呼吸、皮肤潮红；持续性心动过速（心率超过 100 次 /min）；体温超过 39 ℃或有其他突发异常情况，如视力突然骤降、妊娠期及哺乳期血糖高于正常值等危险情况之一，或存在不能处理的其他疾病时，须在处理后紧急转诊。对于紧急转诊者，乡镇卫生院、村卫生室、社区卫生服务中心（站）应在 2 周内主动随访转诊情况。②若不需紧急转诊，询问从上次随访到此次随访期间的症状。③测量体重，计算 BMI，检查足背动脉搏动。④询问患者疾病情况和生活方式，包括心脑血管疾病、吸烟、饮酒、运动、主食摄入情况等。⑤了解患者服药情况。

（3）分类干预。①对血糖控制满意（空腹血糖值＜7.0 mmol/L），无药物不良反应、无新发并发症或原有并发症无加重的患者，预约下一次随访。②对第一次出现空腹血糖控制不满意（空腹血糖值≥7.0 mmol/L）或药物不良反应的患者，结合其服药依从情况进行指导，必要时增加现有药物剂量，更换或增加不同类型的降糖药物，2周时随访。③对连续两次出现空腹血糖控制不满意或药物不良反应难以控制以及出现新的并发症或原有并发症加重的患者，建议其转诊到上级医院，2周内主动随访转诊情况。④对所有患者进行针对性健康教育，与患者一起制定生活方式改进目标并在下一次随访时评估进展，告诉患者出现哪些异常时应立即就诊。

（4）健康体检。对确诊的2型糖尿病患者，每年进行1次较全面的健康体检，体检可与随访相结合。体检内容包括体温、脉搏、呼吸、血压、空腹血糖、身高、体重、腰围、皮肤、浅表淋巴结、心脏、肺部、腹部等常规体格检查，并对口腔、视力、听力和运动功能等进行判断。

（三）2型糖尿病患者健康管理服务要求

（1）2型糖尿病患者的健康管理由医生负责，应与门诊服务相结合，对未能按照健康管理要求接受随访的患者，乡镇卫生院、村卫生室、社区卫生服务中心（站）应主动与患者联系，保证管理的连续性。

（2）随访包括预约患者到门诊就诊、电话追踪和家庭访视等方式。

（3）乡镇卫生院、村卫生室、社区卫生服务中心（站）要通过本地区社区卫生诊断和门诊服务等途径筛查和发现2型糖尿病患者，掌握辖区内居民2型糖尿病的患病情况。

（4）发挥中医药在改善临床症状、提高生活质量、防治并发症等方面的特色和作用，积极应用中医药方法开展2型糖尿病患者健康管理服务。

（5）加强宣传，告知服务内容，使更多的患者愿意接受服务。

（6）每次提供服务后及时将相关信息记入患者的健康档案。

（四）2型糖尿病患者健康管理工作指标

（1）2型糖尿病患者规范管理率＝按照规范要求进行2型糖尿病患者健康管理的人数/年内已管理的2型糖尿病患者人数×100%。

（2）管理人群血糖控制率＝年内最近一次随访空腹血糖达标人数/年内已管理的2

型糖尿病患者人数×100%。

注：最近一次随访空腹血糖指的是按照规范要求最近一次随访的空腹血糖，若患者失访则判断为未达标，空腹血糖达标是指空腹血糖＜7 mmol/L。

（王娟）

第二节　严重精神障碍患者健康管理服务

一、严重精神障碍概述

当前，精神疾病患病率呈逐年上升趋势，严重精神障碍患者肇事、肇祸事件时有发生，对社会公共安全造成一定危害。精神疾病不仅是重大公共卫生问题，更演变为突出的社会问题，给患者家属和社会都造成严重的经济负担，关系到广大人民群众身心健康和社会稳定。

（一）严重精神障碍定义

1.定义

根据《中华人民共和国精神卫生法》第八十三条规定，精神障碍是指由各种原因引起的感知、情感和思维等精神活动的紊乱或者异常，导致患者明显的心理痛苦或者社会适应等功能损害；严重精神障碍是指疾病症状严重，导致患者社会适应等功能严重损害、对自身健康状况或者客观现实不能完整认识，或者不能处理自身事务的精神障碍。精神障碍的致病因素有多方面，包括先天遗传、个性特征及体质因素、器质因素、社会性环境因素等。许多精神障碍患者有妄想、幻觉、错觉、情感障碍、哭笑无常、自言自语、行为怪异、意志减退，绝大多数患者缺乏自知力，不承认自己有病，不主动寻求医生的帮助。严重精神障碍主要包括精神分裂症、分裂情感性精神病、偏执性精神病、双相（情感）障碍、癫痫所致精神障碍、精神发育迟滞伴发精神障碍等6种精神疾病，其中以精神分裂症最为多见。发病时，患者丧失对疾病的自知力或者对行为的控制力，并可能出现危害公共安全、自身或他人人身安全的行为，长期患病会严重损害患者的社会功能。

2.精神分裂症概述

精神分裂症为一种功能性精神病，是精神病中最常见的一类疾病。到目前为止其病因未明，多在青壮年发病，临床上主要表现为感知、思维、情感、行为等多方面障碍和精神活动的不协调。精神分裂症起病往往较为缓慢，病程多迁延，并呈反复加重或恶化，部分患者可最终出现精神衰退和精神残疾，对家庭和社会具有较大影响。

（1）症状。①阳性症状又称急性症状，多在疾病的早期或急性发作期出现，指精神功能的异常或亢进，涉及感知、思维、情感和行为等多个方面，常见的有幻觉、妄想、思维障碍、反复的行为紊乱和失控等。②阴性症状又称慢性症状，指精神功能的减退或缺失，常见的有情感平淡、言语贫乏、意志缺乏、无快感体验、注意障碍等。

（2）特征。①知觉障碍：包括错觉、幻觉、感知综合障碍。②妄想：在病理基础上产生的歪曲的信念、病态的推论和判断。虽不符合客观现实，也不符合所受教育水平，但患者对此深信不疑，无法被说服，也不能以亲身体验和经历加以纠正。③被动体验：指患者感受到强加于自身的躯体性幻觉。④思维联想连贯性方面的障碍：表现为思维松散、接触性离题、思维不连贯、思维破裂、思维贫乏。⑤注意障碍：注意力很容易分散，不易集中，做事说话都显得心不在焉。⑥自知力障碍：患者对其自身精神状态认识能力的障碍。一般精神分裂症患者均有不同程度的自知力障碍，严重的表现为自知力丧失。自知力丧失是判断精神疾病的重要指标之一，自知力完整程度与变化，也是判断精神病恶化、好转或痊愈的一个标准。⑦情感障碍：主要表现为情感高涨（躁狂）或低落（抑郁），或两者交替出现，可有情感倒错和表情倒错。⑧行为障碍：按其表现分为精神运动性抑制与精神运动性兴奋两类。⑨意志缺乏：表现为对自己的前途毫不关心、没有任何打算，或者虽有计划，却从不实施；活动减少，可以连续坐几个小时而没有任何自发活动。

（3）药物治疗。目前认为最适宜的长期治疗方案是联合治疗，包括药物疗法（典型抗精神病药、非典型抗精神病药）、电休克治疗及其他辅助治疗（心理治疗、社会康复治疗）等。①药物治疗原则。早发现、早诊断、早治疗；尽量单一用药，足量足程，从小剂量开始，缓慢加量以减少副作用，达到最小剂量、最佳疗效、最小副作用，并提高治疗依从性；若疗效差，则换用结构不同的药物，合并治疗宜慎重；维持期长，减量宜慢，以促进患者回归社会为治疗最终目标。②药物分类。第一代（传统）抗精神病药分为低效价/大剂量，如氯丙嗪；和高效价/小剂量，如氟哌啶醇。第二代（非传统）抗精神病药包括5-羟色胺多巴胺拮抗药如利培酮；多受体作用药如氯氮平、奥氮平；选择性D2/D3受体拮抗药如氨磺必利；多巴胺受体部分激动剂如阿立哌唑。③抗精神病药的常见不良反应。a. 多巴胺能药物：锥体外系副反应；类帕金森症如运动不能、震颤、肌强直、自主物神经功能素乱（流涎、多汗、皮脂溢出）；静坐不能；急性肌张力障碍；迟发性运动障碍（TD）等。b.肾上腺素能药物：直立性低血压、鼻塞、射精抑制、反射性心动过速。c.胆碱能药物：口干、便秘、视力模糊、窦性心动过速。d.组胺能药物：镇静、嗜睡、体重增加等。e.其他药物：恶性综合征、癫痫、粒细胞缺乏等。

（4）非药物治疗。①心理康复治疗。支持性心理治疗适用于各类患者，可支持和加强患者防御功能，使患者增加安全感，减少焦虑和不安，方法有解释、安慰、鼓励和保证，其中以解释最重要。认知疗法适用于有不良认知的精神分裂症恢复期的患者，可改善患者的不良认知和提高其认知水平，方式较多，有贝克的认知疗法、埃里斯的合理情绪疗法等。行为治疗包括行为塑造法、生物反馈疗法和森田疗法。②其他方法。其他方法包括电抽搐疗法、精神外科治疗、经颅磁刺激（TMS）治疗、认知矫正治疗等。

（5）家庭康复。①家庭对患者行为的督导。患者服药期间，家属应观察其睡眠、饮食、大便、小便、脉搏、唾液、运动、情绪、性功能、体重、皮肤、化验结果等。要保障患者的安全。患者居住环境中不能有危险物品，应保管好治疗精神病药物，注意观察病情变化，关心爱护患者。当患者出现严重情绪抑郁、悲观绝望、原有症状反复出现有日趋加重的现象、拒绝治疗、劝说无效伴有继发性问题时，需及时住院治疗。②精神疾病的康复。精神疾病的康复又称社会心理康复，目的是使患者的生活、工作、学习、社交等能力全面恢复到病前水平。家属要定期带患者门诊复查，坚持维持治疗，帮助患者客观认识疾病，祛除诱因，及时疏导患者的心理问题，识别复发先兆，如拒绝服药、失眠、情绪波动、猜疑等。药物维持治疗的目的是降低复发率和再住院率，维持用药时间为首次发作者1～2年，复发者2～5年，终身服药的一般标准为病程持续5年以上未治愈或复发次数大于3次。康复措施主要有生活技能训练、文娱治疗、社会技能训练、作业治疗等。③家庭康复训练。家庭康复训练包括规律的饮食起居、个人卫生、生活自理、待人接物、兴趣爱好、注意力、记忆力、语言表达、情感交流等方面；同时包括制订预防复发的处理计划，如坚持服药、识别复发早期的"预警症状"而及时予以相应处理、正确处理社会心理应激因素、知晓有效和便利的求助策略、保持良好的社会角色、避免使用非法药物等。

（二）严重精神障碍患者的报告管理

1. 职责

根据《中华人民共和国精神卫生法》规定，县级以上人民政府卫生行政部门应当组织医疗机构为严重精神障碍患者免费提供基本公共卫生服务。社区卫生服务机构、乡镇卫生院、村卫生室应当建立严重精神障碍患者的健康档案，对在家居住的严重精神障碍患者进行定期随访，指导患者服药和开展康复训练，并对患者的监护人进行精神卫生知识和看护知识的培训。县级人民政府卫生行政部门应当为社区卫生服务机构、乡镇卫生院、村卫生室开展上述工作给予指导和培训。

为了进一步规范严重精神障碍的防治工作，原卫生部于 2012 年 4 月颁发了《重性精神疾病管理治疗工作规范（2012 年版）》。其中规定，社区卫生服务中心、乡镇卫生院等基层医疗卫生机构应当根据本辖区管理的严重精神障碍患者数量，确定适当数量的执业（助理）医师、注册护士专职或者兼职开展严重精神障碍的社区（乡镇）防治工作。所有人员在上岗前必须经过相关培训和考核。

（1）社区卫生服务中心的主要职责。①在县级精神卫生防治管理机构（以下简称精防）指导下，承担辖区内严重精神疾病患者信息收集与网络报告工作，开展严重精神障碍患者线索调查、登记已确诊的严重精神疾病患者并建立居民健康档案；必要时联系县级精防机构安排精神卫生医疗机构对未确诊患者进行诊断复核。②在精神卫生医疗机构指导下，定期随访患者，指导患者服药，向患者家庭成员提供护理和康复指导；有条件的地方，可实施患者个案管理计划。③协助精神卫生医疗机构开展严重精神疾病患者应急医疗处置。④向精神卫生医疗机构转诊病情不稳定患者。⑤参与严重精神疾病防治知识和健康教育工作。

（2）乡镇卫生院的主要职责。①协助上级卫生行政部门及精神卫生医疗机构开展村医严重精神疾病防治知识培训，并对其工作进行考核。②在县级精防机构指导下，承担辖区内严重精神疾病患者信息收集与网络报告工作，开展严重精神疾病患者线索调查、登记已确诊的严重精神疾病患者并建立居民健康档案；必要时联系县级精防机构安排精神卫生医疗机构对未确诊患者进行诊断复核。③在精神卫生医疗机构指导下，定期随访患者，指导患者服药，向患者家庭成员提供护理和康复指导；有条件的地方，可实施患者个案管理计划。④向精神卫生医疗机构转诊病情不稳定患者。⑤参与严重精神疾病防治知识和健康教育工作。

2. 报告

依据《中华人民共和国精神卫生法》，国家卫生健康委员会制定了《严重精神障碍发病报告管理办法（试行）》。办法规定：国家建立严重精神疾病信息管理系统，严重精神障碍发病信息是该信息系统的组成部分；医疗机构应当对符合《中华人民共和国精神卫生法》第三十条第二款第二项情形（已经发生危害他人安全的行为，或者有危害他人安全的危险的）并经诊断结论、病情评估表明为严重精神障碍的患者，进行严重精神障碍发病报告；县级精神卫生防治技术管理机构应当在严重精神障碍患者出院后15个工作日内，将患者出院信息通知患者所在地基层医疗卫生机构，基层医疗卫生机构应当为患者建立健康档案，按照《中华人民共和国精神卫生法》第五十五条及国家基本公共卫生服务规范要求，对严重精神障碍患者进行定期随访，指导患者服药和开展康复训练。

（1）疑似患者线索调查。在县级精防机构指导下，基层医疗卫生机构组织人员在辖区常住人口（指连续居住半年及以上者）中开展疑似患者调查，将发现的疑似患者情况报县级精防机构，由县级精防机构组织诊断或复核诊断。

（2）患者报告。基层医疗卫生机构发现有危及自身或他人生命安全或严重影响社会秩序者为疑似精神疾病患者时，应立即报警，由公安机关送往指定的精神卫生医疗机构明确诊断，并在24 h内通知监护人或近亲属。

3. 患者管理

基层医疗卫生机构应将线索调查和患者报告中明确诊断为严重精神疾病，以及从精神卫生医疗机构出院并签署知情同意书的患者，纳入本地区严重精神障碍患者进行管理及治疗；按要求建立或补充患者居民个人健康档案，按时将患者的相关信息录入国家严重精神障碍信息管理系统。

（1）危险性评估。应对所有患者进行危险性评估，共分为6级。①0级：无符合以下1～5级中的任何行为。②1级：口头威胁，喊叫，但没有打砸行为。③2级：有打砸行为，局限在家里，针对财物，能被劝说制止。④3级：明显打砸行为，不分场合，针对财物，不能接受劝说而停止。⑤4级：持续的打砸行为，不分场合，针对财物或人，不能接受劝说而停止，包括自伤、自杀。⑥5级：持械针对人的任何暴力行为，或者纵火、爆炸等行为，无论在家里还是在公共场合。

（2）危重情况处置。观察、询问和检查有无出现暴力、自杀、自伤等危险行为，以及急性药物不良反应和严重躯体疾病。如有，对症处理后立即转诊。

（3）分类干预。如无上述危重情况，进一步评估患者病情，检查患者的精神状况，包括感觉、知觉、思维、情感和意志行为、自知力等，询问患者的躯体疾病状况、社会功能状况、服药情况及各项实验室检查结果等，并根据患者的精神症状是否消失、自知力是否完全恢复，工作、社会功能是否恢复及患者是否存在药物不良反应或躯体疾病情况，将患者分为病情稳定、基本稳定和不稳定患者3大类，进行分类干预。①病情稳定患者。a. 定义。危险性为0级，且精神症状基本消失，自知力基本恢复，社会功能处于一般或良好，无严重药物不良反应，躯体疾病稳定，无其他异常。b. 干预措施。继续执行上级医院制定的治疗方案，3个月时随访。②病情基本稳定患者：a. 定义。危险性为1～2级，或精神症状、自知力、社会功能状况至少有一方面较差。b. 干预措施。先应判断是病情波动或药物疗效不佳，还是伴有药物不良反应或躯体症状恶化；然后分别采取在规定剂量范围内调整现用药物剂量和查找原因对症治疗的措施，必要时与患者原主治医生取得联系，或在精神专科医师指导下治疗。经初步处理后观察2周，若情况趋于稳定，可维持目前治疗方案，3个月时随访；若初步处理无效，则建议转诊到上级医院。2周内随访转诊情况，对在家治疗者应每2周随访1次直至病情稳定。③病情不稳定患者。a. 定义。危险性为3～5级，或精神病症状明显、自知力缺乏、有急性药物不良反应或严重躯体疾病。b. 干预措施。对症处理后立即转诊到精神卫生专业机构接受治疗。必要时报告当地公安部门，协助送院治疗。住院治疗者应在2周内随访，对于在家治疗的患者，应协助精神专科医师进行应急医疗处置，在居委会人员、民警的共同协助下至少每2周随访1次。④每次随访根据患者病情的控制情况，对患者及其家属进行有针对性的健康教育和生活技能训练等方面的康复指导，为家属提供心理支持和帮助。每年至少进行1次健康检查，可与随访相结合。

（4）记录和网络报告。基层医疗卫生机构应按照《国家基本公共卫生服务规范》要求，对确诊的、在家居住的患者建立居民个人健康档案和填写"严重精神障碍患者个人信息补充表"；按规定分类随访干预登记患者，填写"严重精神障碍患者随访服务记录表"和"严重精神障碍患者个人信息和随访信息补充表"。同时，基层医疗卫生机构和市级精防机构应按国家相关要求进行患者信息网络报告。

二、严重精神障碍患者管理服务规范

（一）服务对象

服务对象为辖区内常住居民中诊断明确、在家居住的严重精神障碍患者，主要包括精神分裂症、分裂情感性精神病、偏执性精神病、双相（情感）障碍、癫痫所致精神障碍、精神发育迟滞伴发精神障碍患者。

（二）服务内容

1. 患者信息管理

在将严重精神障碍患者纳入管理时，需由家属提供或直接转自原承担治疗任务的专业医疗卫生机构的疾病诊疗相关信息，同时为患者进行一次全面评估，为其建立居民健康档案，并按照要求填写"严重精神障碍患者个人信息补充表"。

2. 随访评估

对应管理的严重精神障碍患者每年至少随访4次，每次随访应对患者进行危险性评估（详见"一、严重精神障碍概述"中"患者管理"相关内容）；检查患者的精神状况，包括感觉、知觉、思维、情感和意志行为、自知力等；询问患者的躯体疾病、社会功能情况、服药情况及各项实验室检查结果等。

3. 分类干预

根据患者的危险性分级、社会功能状态、精神症状评估、自知力判断，以及患者是否存在药物不良反应或躯体疾病情况对患者进行分类干预（详见"一、严重精神障碍概述"中"患者管理"相关内容）。

4. 健康体检

在患者病情许可的情况下，征得监护人或患者本人同意后，每年进行1次健康体检，可与随访相结合，内容包括一般体格检查、血压、体重、血常规（含白细胞分类）、转氨酶、血糖、心电图等。

（三）服务要求

（1）配备接受过严重精神障碍管理相关培训的专（兼）职人员，开展专业的健康管理工作。

（2）与相关部门加强联系，及时为辖区内新发现的严重精神障碍患者建立健康档案并根据情况及时更新。

（3）随访包括预约患者到门诊就诊、电话追踪和家庭访视等方式。

（4）加强宣传，鼓励和帮助患者进行社会功能康复训练，指导患者参与社会活动，接受职业训练。

（刘玉臣）

第三节　肺结核患者健康管理

一、肺结核患者健康管理

肺结核是由结核分枝杆菌引发的肺部感染性疾病，肺结核在人群中普遍易感，痰中带有结核分枝杆菌且未经有效治疗而持续排菌的患者是导致肺结核传播的主要传染源。我国是肺结核病的高负担国家，其严重危害我国居民健康，也是我国重要的公共卫生问题之一。开展肺结核患者的健康管理服务工作，既可保证肺结核患者的有效治愈，恢复健康，又可减少结核病在人群中的传播。

二、肺结核患者健康管理服务规范

（一）服务对象

辖区内确诊的肺结核患者。

（二）服务内容

（1）筛查及推介转诊。对辖区内前来就诊的居民或患者，如发现有慢性咳嗽、咳痰超过2周，咯血、血痰、发热、盗汗、胸痛或不明原因消瘦等肺结核可疑症状者，在鉴别诊断的基础上，填写"双向转诊单"，推荐其到结核病定点医疗机构进行结核病检查。1周内进行电话随访，看是否前去就诊，并督促其及时就医。

（2）第一次入户随访。乡镇卫生院、村卫生室、社区卫生服务中心（站）接到上级专业机构管理肺结核患者的通知单后，要在 72 h 内访视患者，具体内容如下。①确定督导人员，督导人员优先为医务人员，也可为患者家属。②对患者的居住环境进行评估，告诉患者及家属做好防护工作，防止传染。③对患者及家属进行结核病防治知识宣传教育。④告诉患者出现病情加重、严重不良反应、并发症等异常情况时，要及时就诊。若 72 小时内 2 次访视均未见到患者，则将访视结果向上级专业机构报告。

（3）督导服药和随访管理。①督导服药。医务人员督导指患者服药日，医务人员对患者进行直接面视下督导服药。家庭成员督导指患者每次服药要在家属的面视下进行。②随访评估。指对于由医务人员督导的患者，医务人员至少每月记录 1 次对患者的随访评估结果；对于由家庭成员督导的患者，基层医疗卫生机构要在患者的强化期或注射期内每 10 天随访 1 次，继续期或非注射期内每 1 个月随访 1 次。评估是否存在危急情况，如有则紧急转诊，2 周内主动随访转诊情况。对无须紧急转诊的，了解患者服药情况（包括服药是否规律，是否有不良反应等），询问上次随访至此次随访期间的症状，询问其他疾病状况、用药史和生活方式。③分类干预。对于能够按时服药，无不良反应的患者，则继续督导服药，并预约下一次随访时间。对患者未按定点医疗机构的医嘱服药的，要查明原因。若是不良反应引起的，则转诊；若其他原因引起则要对患者强化健康教育。若患者漏服药时间超过 1 周，要及时向上级专业机构进行报告；对出现药物不良反应、并发症或合并症的患者，要立即转诊，2 周内随访。提醒并督促患者按时到定点医疗机构进行复诊。

（4）结案评估。当患者停止抗结核治疗后，要对其进行结案评估，包括记录患者停止治疗的时间及原因；对其全程服药管理情况进行评估；收集和上报患者的"肺结核患者治疗记录卡"或"耐多药肺结核患者服药卡"。同时将患者转诊至结核病定点医疗机构进行治疗转归评估，2 周内进行电话随访，确定其是否就诊及就诊结果。

（三）服务流程

对辖区前来就诊的居民或患者进行筛查，如发现慢性咳嗽、咳痰不少于 2 周、咯血、发热、盗汗、胸痛或不明原因消瘦不少于 2 周的患者推介转诊至结核病定点医疗机构进行结核病检查。

在接到上级专业机构管理肺结核患者的通知后，对肺结核病患者进行第一次入户随访。

检查患者是否有紧急情况、有无不能处理的危险疾病或其他疾病，根据评估结果进行分类干预。

（四）服务要求

（1）在农村地区，主要由村医开展肺结核患者的健康管理服务。

（2）肺结核患者健康管理医务人员须接受上级专业机构的培训和技术指导。

（3）患者服药后，督导人员按上级专业机构的要求，在患者服完药后在"肺结核患者治疗记录卡"/"耐多药肺结核患者服药卡"中记录服药情况。患者完成疗程后，要将"肺结核患者治疗记录卡"/"耐多药肺结核患者服药卡"交上级专业机构留存。

（4）提供服务后及时将相关信息记入"肺结核患者随访服务记录表"，每月记录1次，存入患者的健康档案，并将该信息与上级专业机构共享。

（5）管理期间如发现患者从本辖区居住地迁出，应及时向上级专业机构报告。

（五）工作指标

（1）肺结核患者管理率=已管理的肺结核患者人数/辖区同期内经上级定点医疗机构确诊并通知基层医疗卫生机构管理的肺结核患者人数×100%。

（2）肺结核患者规则服药率=按照规则要求服药的肺结核患者人数/同期辖区内已完成治疗的肺结核患者人数×100%。

规则服药是指在整个疗程中，患者在规定的服药时间内实际服药次数占应服药次数的90%以上。

（刘玉臣）

第五章　医疗卫生机构人力资源管理

医疗卫生机构人力资源管理是医疗卫生机构发展中最重要、最富有活力的部分，医疗卫生机构服务的质量取决于医疗卫生机构各类人员的专业知识和技能水平。只有拥有一批掌握医药科学知识、专业技术人才和创新能力的管理人员，通过合理的配置，充分开发和利用，才能提高医疗卫生机构服务质量并在竞争中获得胜利。因此，加强医疗卫生机构人力资源管理是医疗卫生机构服务管理的首要任务。

第一节　医疗卫生机构人力资源管理概述

一、医疗卫生机构人力资源管理的概念

（一）资源、人力资源和医疗卫生机构人力资源

1. 资源和人力资源

"资源"一词原意为"资财的来源"，作为经济学术语，泛指社会财富的源泉，即为了创造财富而投入生产活动的所有要素，包括人力、物力、财力、信息和时间等。

人力资源是指一定社会区域内的人口总体所具有的劳动能力的总和，具体来说，就是指能够作为生产要素投入到经济活动中，可以利用并能够推动社会和经济发展的具有智力和体力劳动能力的人口的总称。从数量上，是指一个国家（地区）或组织拥有的有劳动能力的人口的数量；从质量上，是指一个国家（地区）或组织拥有劳动能力的人口的身体素质、文化素质、思想道德以及专业劳动技能水平的统一。

2. 医疗卫生机构人力资源及其特征

医疗卫生机构人力资源是指医疗卫生机构中直接或间接从事医疗服务工作，拥有一定的学历和技术职称，具有某一方面专长的专业技术人员、管理人员和后勤人员。医疗卫生机构人力资源作为医疗卫生机构服务工作中最活跃、最具能动性、最主要的要素，与其他

要素相比，具有以下特征。

（1）能动性。医疗卫生机构人力资源具有主观能动性，能够根据外部的可能性和自身的条件、愿望，有目的地选择自己的职业方向，并根据这一方向，通过积极地学习和教育活动增长知识和能力，能够有意识地利用外部资源实现为患者健康服务的目标。

（2）时效性。医疗卫生机构人力资源的形成、开发和利用都受到时间的限制。从个体看，作为医疗卫生机构人力资源的自然人，从事劳动的自然时间被限定在其生命周期的中间部分，且不同年龄段（如青年、壮年、老年等）的人，劳动能力亦不相同；从社会角度看，医疗卫生机构人力资源不能长期储存而不用，否则就会荒废、退化，失去其使用价值。因此，医疗卫生机构人力资源管理必须使医疗卫生机构人力资源保持动态平衡。

（3）两重性。医疗卫生机构人力资源既是投入的产出，又是创造效益的关键。比较而言，医疗卫生机构人力资源投入的成本很高，利用的条件也较高，但其创造的社会效益和经济效益也非常高，具有极高的增值性。从医疗卫生机构发展角度而言，必须重视医疗卫生机构人力资源的投入与开发。

（4）再生性。一方面，一代代医疗卫生机构人力资源相互接续和交替，使医疗卫生机构人力资源得以延续；另一方面，每一位医疗卫生机构服务人员在工作中消耗的体力与脑力也会恢复与再生，医疗卫生机构人力资源的能力和水平就是在不断使用过程中逐渐提高的。

（5）连续性。医疗卫生机构人力资源的开发过程应具有连续性。只有不断地、持续地开发医疗卫生机构服务人力资源，使之持续地增值，才能改进和提高医疗卫生机构服务质量和水平。

（6）密集性。密集性包括劳动力密集和知识密集两方面。一方面，医疗卫生机构中为患者提供服务的是一个人力群体，有多名人员同时为一位患者服务；另一方面，医疗卫生机构服务人员都拥有高学历，掌握专业知识，体现了知识密集型的特征。这就要求医疗卫生机构服务管理者有更加高效的管理方法和领导艺术。

（二）人力资源管理和医疗卫生机构人力资源管理

1. 人力资源管理

人力资源管理是指组织运用各种科学方法对员工进行有效管理和使用的思想和行为，即通过对组织的人力资源进行合理的培训、组织与调配，使人力、物力、财力等要素保持最佳配置，并对员工的思想、心理和行为进行恰当的诱导、调整和协调，充分发挥和调动人的主观能动性、积极性和创造性，达到人尽其才、才尽其用、事得其人、人事相宜，以实现组织目标。人力资源管理宏观上是指一个国家或地区总体的人力资源开发与管理，包括人力资源形成及前期的人口规划、教育规划、职业定向指导、职业技术教育培训、人力资源的部门与地区间配置、就业与调配、流动管理、劳动保护管理、劳动保险及社会保障管理等；微观上是指企业、事业单位等组织的人力资源的开发与管理，包括人力资源的规划、人力资源的开发、工作分析、对人员的配置、绩效管理与测评、激励和利用等。

2.医疗卫生机构人力资源管理

医疗卫生机构人力资源管理是指医疗卫生机构对医疗卫生机构人力资源进行合理配置、计划、组织和控制，使医疗卫生机构人力资源的潜能都能得到开发和利用，不断提高工作效率，以最大限度地满足患者对医疗卫生机构服务的客观需要和保证医疗卫生机构的可持续发展。

二、医疗卫生机构人力资源管理的内容和任务

医疗卫生机构人力资源管理的具体内容和工作任务主要有以下几个方面。

（一）制定医疗卫生机构人力资源规划

制定医疗卫生机构人力资源规划是指通过对医疗卫生机构人力资源的现状评估、未来供给和需求的预测，制定医疗卫生机构服务人力资源开发与管理的政策与措施，保证医疗卫生机构人力资源管理活动与医疗卫生机构的发展战略保持一致。

（二）岗位设置与工作分析

岗位设置与工作分析是指根据医疗卫生机构服务工作的要求，设置相应的岗位，并对各个岗位进行考察和分析，确定各个岗位的职责和权限、工作内容与要求、任职人员的资格和权利等。

（三）合理配置人员

合理配置人员是指根据医疗卫生机构服务工作岗位的要求，招聘、选拔、调配一定数量和高质量的人员，充实到医疗卫生机构服务工作岗位之中。

（四）人力资源开发

人力资源开发是指通过各种方式和途径，有计划地加强对现有医疗卫生机构服务人员的培训，不断提高其专业知识与技能水平，进一步挖掘其潜能。

（五）绩效测评与激励

绩效测评与激励是指对每一位员工的工作表现和工作成果进行定期测评，及时作出反馈，根据绩效测评的结果奖优罚劣，提高和改善医疗卫生机构服务人员的工作效率和质量。

（六）薪酬福利与劳动安全保障

薪酬福利与劳动安全保障是指根据员工工作绩效的高低和优劣，给予不同的报酬和奖励，同时采取相应措施保障医疗卫生机构服务人员的安全和健康，减少和预防事故与职业危害的发生。

（七）促进员工个人职业发展

促进员工个人职业发展是指鼓励、关心员工的个人发展，帮助制定个人发展计划，并使其与医疗卫生机构发展计划相协调，使个人的价值与追求得以实现，激发其工作的积极性和创造性。

三、医疗卫生机构人力资源管理的特点

（一）综合性与专业性

人力资源管理综合性很强，涉及哲学、社会学、经济学、管理学、心理学、行为科学等多学科的理论与方法，须全面考虑政治、经济、社会、文化、心理等多种外部因素和内部员工素质、设施条件、规章制度等多种因素。而医疗卫生机构人力资源管理还需要掌握和运用医药科学的知识与方法，遵循其规律，结合其特点，才能做好医疗卫生机构人力资源管理工作。

（二）继承性与创新性

医疗卫生机构人力资源管理的理论与实践要继承人类历史上优秀的管理理论和成果，

如人力资源管理的哲学思想、西方科学管理思想和现代管理思想等；同时，更需结合医疗卫生机构服务和医疗卫生机构人力资源的特点，在医疗卫生机构人力资源管理的实践中，在政策、组织机制和激励机制等方面不断创新，探寻适合于医疗卫生机构人力资源开发与管理的理论与方法，提高医疗卫生机构人力资源管理的水平。

（三）全面性与重点性

医疗卫生机构人力资源管理覆盖医疗卫生机构人力资源活动的各个方面和阶段，并且关注每一位员工的成长，尽可能发挥每一位员工的最大效能。在此基础上，医疗卫生机构人力资源管理应关注医疗卫生机构服务工作的特点和需要，并关注高层次的技术人才和管理人员的成长，以带动医疗卫生机构工作的全面提升和医疗卫生机构服务质量的提高。医疗卫生机构人力资源管理的重点环节包括岗位设置与人员配备、绩效管理与测评、人员的开发与利用等。

四、医疗卫生机构人力资源管理的基本原理

经过长期人力资源的开发与管理实践，逐步形成的人力资源开发与管理的基本原理，也同样适用于医疗卫生机构的人力资源管理，对医疗卫生机构人力资源管理的制度建设和实践活动具有指导意义，主要有以下几个方面。

（一）分类管理原理

分类是管理活动的基础，若分类不准确，管理活动的目标则难以实现。按照不同的标准，人力资源管理可以有不同的分类。医疗卫生机构的人力资源管理可以依据管理对象和管理岗位的不同特点与需要，建立管理人员、专业技术人员、工勤人员等不同的分类管理体制。

（二）系统优化原理

系统优化原理是指人力资源系统经过组织、协调、运行、控制，使系统的整体功能大于系统内多要素功能的代数和，即有"1+1 > 2"的效果。而系统内各要素必须紧密合作，才能使整体能力达到最强。医疗卫生机构人力资源管理应遵循此原理，重视整体效应，建立良好的内部结构，使医疗卫生机构人力资源效能得到最大限度发挥。

（三）能级对应原理

能级对应原理是指在人力资源开发与管理中，根据人的能力安排与之匹配的工作岗位与职位，实现人尽其才。由于医疗卫生机构服务工作的职能和工作岗位难易程度不同，责任大小不一，所需资格条件存在差异，而医疗卫生机构服务人员的知识与技能水平有高低之分，因此，必须坚持能级对应的原则，将医疗卫生机构人力资源和工作岗位需求科学合理地结合起来，实现人适其职，事得其人，人事相宜。

（四）反馈控制原理

在人力资源开发与管理过程中，各个环节、要素或变量形成前后相接、因果相关的反馈回路，其中任何一个环节、要素或变量的变化都会引起其他环节、要素或变量的变化，最终又会反作用于该环节、要素或变量，使之进一步发生变化，即反馈控制原理。反馈控制分为正反馈和负反馈，正反馈是指一个反馈环中任意一个变量的变化导致该变量原变化趋势加强，负反馈是指一个反馈环中任意一个变量的变化导致该变量原变化趋势减弱并渐趋稳定。以医疗卫生机构人力资源培训与医疗卫生机构经济效益的正反馈关系为例，如果一个医疗卫生机构注重人力资源开发，大力投资员工培训，就会提高医疗卫生机构服务人员的素质与知识、技能水平，提高医疗卫生机构服务能力与治疗水平，进而医疗卫生机构的经济效益也会提高，会有更多的资金用于人力资源开发，形成良性循环。

（五）互补增值原理

医疗卫生机构人力资源系统中的个体存在多样性、差异性，每个个体都有自身的长处和不足。互补增值原理的核心就是在用人所长的基础上，发挥每个个体的优势，扬长避短，尽可能使医疗卫生机构人力资源在知识与技能、年龄与性别、气质与个性等多方面形成互补，发挥出最佳的群体效能。

（六）弹性冗余原理

弹性冗余原理是指在人力资源开发与管理过程中必须要留有余地，保持弹性，不能使人员超负荷和带病工作。但需要注意"冗余"要有一个"度"，超过这个"度"，弹性就失去意义。医疗卫生机构服务工作对人员的身心消耗极大，其劳动强度、劳动时间、劳动定额都要有一定的"度"。任何超过这种"度"的管理，都会使员工心力交瘁、疲惫不堪、精神萎靡，可能会造成医疗卫生机构服务人力资源的巨大损失。

（七）激励强化原理

激励强化原理就是通过科学的方式和手段，激发人们的内在潜力，充分调动人员积极性和创造性，使之自觉地为实现目标而努力。激励的动力包括物质动力、精神动力和信息动力。但须注意，激励应以表扬等正面激励为主，批评等负面激励为辅；以精神激励为主，物质激励为辅；以长期激励为主，短期激励为辅。

（八）竞争强化原理

竞争强化原理是指通过各种有组织的非对抗性的良性竞争，培养和激发人们的进取心、毅力和创新精神，使之全面施展才华，为组织发展做出更大贡献。但竞争必须坚持公开公平，使用合法的竞争手段，以组织发展作为重要目标，竞争结果应体现公开公平，并真正建立起能者上庸者下的用人机制。

（九）文化凝聚原理

人力资源开发与管理的一个重要任务是提高组织的凝聚力，吸引并留住人才，增强组织竞争力。组织凝聚力首要是物质条件，如工资、奖金、福利、待遇等，这些是组织凝聚力的基础，没有这些就无法满足员工的生存、安全等物质需要；对于精神条件，如组织目标、组织道德、组织精神、组织风气、组织哲学、组织制度、组织形象等，是组织凝聚力的根本，缺少了这些就无法满足员工社交、尊重、自我实现、自我超越等精神需要。即一个组织的凝聚力，不仅仅取决于外在的物质条件，更重要的是取决于内在的共同价值观。建立良好的医疗卫生机构服务人员群体价值观，建设优良的医疗卫生机构文化来凝聚员工，医疗卫生机构人力资源开发与管理会取得事半功倍的效果。

五、新形势下医疗卫生机构人力资源管理的不足

（一）人事管理体制僵化，人才流动机制不完善

由于受到卫生行政主管部门的严格管理和限制，医疗卫生机构人才流动受到过多干预，难以引进优秀人才；机构内部的就业岗位固定，员工缺乏竞争意识和工作积极性，人才流

动不畅，影响了人才的引进和培养。

（二）机构内部管理体系不健全

医疗卫生机构内部缺乏统一的人力资源管理标准和体系，导致管理混乱。内部培训、考核等制度的管理不完善，影响员工的发展和激励。医疗卫生机构需要建立一个完善的内部管理机制，并加强层级管理和内部凝聚力，以留住优秀人才并提高组织效能。

（三）缺乏财务管理人才

在医疗卫生机构财务管理方面，缺乏专业的财务管理人才。机构需要应对医疗体制改革和新会计制度的挑战，不断加强内部财务管理，来提高经济效益和可持续发展水平。同时，医疗卫生机构也需要适应信息技术的快速发展，利用先进的管理理念和技术，推动财务管理的信息化进程，实现医疗卫生机构的创新和改进。

六、我国医疗卫生机构人力资源管理的应对措施

（一）坚持科学管理理念，规范竞争方式

在知识经济发展的时代，市场竞争实质上是人才的竞争，医疗卫生机构作为一个组织，也需要在人才管理方面建立科学的理念，特别是在人力资源的合理配置方面，需要进行全面科学的管理。医疗卫生机构应该尊重人才的职业个性，不断满足优秀人才在市场需求方面的要求，切实提高对优秀人才的重视程度。

医疗卫生机构在人力资源管理制度方面，应根据其实际发展需求，加强对人力资源的综合管理和支持。在人才竞争招聘的管理方式上，应采用公开透明的竞争招聘形式，确保管理规范化和科学化。对于招聘试用的新员工，应严格评估其专业技术理论水平和临床实践技能水平，最终选择优者录用。对于直属医疗卫生机构的特殊专业人才，可以拓宽人才招聘渠道，坚持科学公平竞争的原则，确保人才录用和引进的决策客观性和竞争公正性。

医疗卫生机构还应致力于建立良好的人才培养和激励机制。通过提供培训和发展机会，帮助员工不断提升自身能力和知识水平，从而实现医疗卫生机构与员工的共同发展。此外，医疗卫生机构应设计合理的薪酬和福利制度，激励员工的积极性和创造力，提高员工的归属感和忠诚度。

（二）健全内部管理体系

医疗卫生机构在医疗卫生体系中扮演着至关重要的角色，相关管理人员应高度重视机构的内部管理工作，并建立完善的内部管理控制体系，以确保人力资源管理的各个方面能够顺利进行。

特别是在应对突发情况时，医疗卫生机构必须积极采取有效措施，防止问题进一步扩大。这需要引进优秀的专业人才，并建立完善的激励机制，以吸引和留住人才。通过提供具有竞争力的薪酬福利、职业发展机会和良好的工作环境，激励员工发挥他们的潜力，并为他们的发展提供支持。

同时，医疗卫生机构也应建立健全的保障制度，以确保员工的发展得到有效保障，包括为员工提供良好的培训和学习机会，帮助他们不断提升专业技能和知识水平。此外，医疗卫生机构还应关注员工的工作与生活的平衡，提供良好的工作条件和福利待遇，关心员工的身心健康。

医疗卫生机构应全面建设职业培训管理体系，落实绩效考核、薪酬待遇和激励等公平竞争机制，为每位医疗人员提供良好的发展前景和机会；通过引入先进的培训管理模式和方法，提升医疗人员的专业素质和技能水平，使他们能够更好地履行职责，应对各类患者的疾病威胁，并为社会的健康事业作出贡献。

（三）进一步提升人员队伍的整体素养

随着移动互联网和信息技术的快速发展，医务人员可以通过各种渠道实时获取医学知识，这为他们提供了宝贵的机遇。然而，要充分利用这个机遇，医务人员需要保持不断学习的状态，营造积极的学习氛围，并树立良好的学习意识。只有通过学习，他们才能意识到自己的不足，并通过学习来提升自己。

医疗卫生机构应定期进行技术培训，特别注重医务人员在相关专业知识和临床操作技能方面的提升。这样，医务人员就能够不断扩展和提升自己的理论知识和专业技能，跟上时代发展的步伐，为医疗卫生机构的可持续发展作出贡献。

在新的形势下，建立完善的医疗卫生机构人力资源管理体系，对于我国医疗事业的发展至关重要。良好的人力资源管理体系能够有效推动医疗卫生机构的长期发展，促进各项服务管理制度的不断完善。同时，它还可以提高医疗卫生机构的整体医疗服务管理质量，使更多优秀的医务人员能够充分发挥作用，推动我国医疗事业的长远进步。这种管理体系能够有效吸引、培养和留住优秀人才，建立激励机制和职业发展通道，提高医务人员的工作积极性和创造力。同时，它还能够确保人力资源的合理配置并优化组织结构，提高工作效率和服务质量，为患者提供更好的医疗服务体验。因此，建立完善的人力资源管理体系对于推动我国医疗事业的发展和进步具有重要意义。

（谭传鹤）

第二节　医疗卫生机构人力资源规划和人员招聘

一、医疗卫生机构人力资源规划

（一）医疗卫生机构人力资源规划概念

医疗卫生机构人力资源规划是指医疗卫生机构为达成医疗卫生机构服务的社会目标和经济目标，根据医疗卫生机构现有人力资源状况以及未来发展对人力资源需求的预测，制订医疗卫生机构人力资源的配备计划，以确保未来医疗卫生机构人力资源需求的一系列活动，包括医疗卫生机构人力资源需求和供给预测，人力资源计划的制订、实施和效果的评估几个阶段。

医疗卫生机构人力资源规划是医疗卫生机构整体规划的重要组成部分，是医疗卫生机构人力资源管理活动的起点和人力资源其他管理活动的依据，直接影响着医疗卫生机构人力资源管理的水平与效率，其核心就是不断满足医疗卫生机构对人才的需要，并实现医疗卫生机构人力资源的最佳配置，确保医疗卫生机构人力资源管理有序地开展。

按照不同的标准，可以将医疗卫生机构人力资源规划划分为不同的类型，按时间跨度，分为短期（年度）、中期（5年）和长期（10年）3种；按内容不同，分为总体规划和具体规划2种。总体规划是指在计划期内医疗卫生机构人力资源发展的总目标，具体计划是总体规划的分解，包括职务计划、人员配置计划、人员供给计划、教育培训计划、职务发展计划和工作激励计划等。

（二）医疗卫生机构人力资源规划的内容

医疗卫生机构人力资源规划是医疗卫生机构人力资源各项管理活动的依据，主要包括以下几个方面的内容。

（1）制定规划的指导思想，即医疗卫生机构人力资源发展的基本思路与发展目标。

（2）医疗卫生机构人力资源现状分析，即对医疗卫生机构现有人力资源的拥有量及其结构等基本数据进行分析。

（3）人力资源补充和配备计划，即医疗卫生机构不同科室所需人力资源的招聘、选拔、流动计划。

（4）人力资源培养及结构调整计划，即全员培训及重点培训计划、学科带头人的培养计划、各层次人才比例及各专业人才比例的调整目标和具体步骤、方法等。

（5）绩效测评与薪酬激励计划，即医疗卫生机构人力资源的绩效管理与测评的目标与方法、薪酬管理和激励计划等。

（6）员工职业发展计划，即员工职业成长和发展计划。

（三）医疗卫生机构服务人力资源规划的制定原则

1. 科学预测

医疗卫生机构人力资源规划应以科学预测为前提，保证规划符合医疗卫生机构实际情况。

2. 动态平衡

医疗卫生机构工作总在不断发展和变化，其所处的环境也在不断发展和变化，人才规划应根据实际情况及时进行调整以保证人力资源平衡发展。

3. 全面协调

医疗卫生机构人力资源规划必须与医疗卫生机构发展的总体规划相协调和衔接，在统筹兼顾的同时突出重点（包括重点科室、重点专业、重点培养对象），保证医疗卫生机构人力资源规划的准确性和有效性。

4. 共同发展

医疗卫生机构人力资源规划要使医疗卫生机构及其员工共同发展，在医疗卫生机构获得发展的同时，要使员工个人的自我价值也能够实现。

二、医疗卫生机构人员的招聘与选拔

（一）人员招聘的概念

医疗卫生机构服务人员的招聘与选拔是医疗卫生机构人力资源扩展的主要途径，是指根据医疗卫生机构服务工作需要和人力资源规划确定的所需人力资源的数量和质量要求，按照一定程序吸收人力资源的过程。

人员招聘一般包括招募、选拔、录用、评估4个阶段。招募是人员招聘的前期准备工作，是指医疗卫生机构为了吸引更多的人前来应聘而展开的活动，主要包括招聘计划的制定、招聘信息的发布、应聘者提出申请等事宜。选拔是人员招聘的核心环节，是医疗卫生机构通过资格审查、初选、面试、笔试等考核手段，从应聘者中选拔出与待聘职位最合适的人选。录用是人员招聘的结果，是指医疗卫生机构根据人力资源规划，合理配置新吸收的人力资源，力求实现"人事和谐"，包括员工的初始安置、试用、正式录用等。评估则是医疗卫生机构人力资源管理部门协同上级主管部门对整个人员招聘活动的效果进行评估，包括招聘计划的完成情况、招聘的成本核算等。

通过对医疗卫生机构人员的招聘，可以满足医疗卫生机构服务扩大规模、改进技术、引进设备等多方面发展的要求，加速医疗卫生机构人力资源合理流动，优化人力资源的配置，激发其潜能，提高医疗卫生机构的社会效益和经济效益，进而扩大医疗卫生机构的社会影响，使医疗卫生机构在激烈的竞争中立于不败之地。

（二）人员招聘的渠道与来源

人力资源的供给分为内部供给和外部供给，医疗卫生机构人员招聘的来源与渠道也分为内部招聘和外部招聘两种。

内部招聘又称内部选拔，是指医疗卫生机构的岗位空缺时从医疗卫生机构内部选拔胜任岗位要求的人员充实到岗位上去。一般来说，当医疗卫生机构的职位出现空缺时，应优先考虑由医疗卫生机构内部员工来补充。因为内部选拔的员工对工作岗位及医疗卫生机构环境熟悉，医疗卫生机构人力资源管理部门也对员工比较了解，可准确判断其是否胜任新的工作岗位，并可节省招聘和培训成本；同时，作为激励因素，内部选拔优先的原则，可使员工看到个人职业发展的希望，提高其进取心和工作热情。但由于可供内部选拔的人员有限，且容易形成"近亲繁殖"，有时激励作用的效应是反向的，即没有被选拔人员的积极性会受到打击，这是内部选拔的缺陷所在。内部选拔一般可通过布告招标选拔和档案信息查询选拔进行。布告招标选拔时应注意尽可能使所有符合应聘条件的员工知晓，并详细说明岗位条件及职责要求；档案信息查询选拔时则必须保证每位员工信息的全面而准确。

外部招聘即从医疗卫生机构外部吸收新的人员充实到工作岗位上去。当内部选拔机制不能满足医疗卫生机构发展需要时，就必须从外部招聘新的员工。外部招聘有广泛的来源，并能招聘到较高水准的人才，可以避免"近亲繁殖"的缺陷，能够为医疗卫生机构带来新的思想和知识，有助于医疗卫生机构的创新和改革，有利于增加医疗卫生机构内部的竞争和活力，避免因内部选拔不公平而造成的矛盾。但由于医疗卫生机构对于应聘者的实际情况不能完全了解，因此，存在着一定的用人风险。

内部选拔和外部招聘各有自己的优势和局限，因此，在实际工作中，医疗卫生机构服务人员招聘应采用内部选拔和外部招聘相结合的方式进行。

（三）人员招聘的方法

对应聘人员的招聘与选拔的方法与过程包括初选、面试、笔试、综合测试、身体能力测试几个环节。

1. 初选

初选即医疗卫生机构人员招聘者把应聘者的应聘申请与招聘要求进行对照，通过对证明材料及履历资料审查，确定其是否具备面试资格，将明显不符合要求的人员淘汰。初选数量应大于招聘计划数量，一般初选人数应不低于招聘计划人数的3倍，这样才能确保人力资源的充分利用。

2. 面试

面试即面对面与应聘者交流，考察其心理行为特征，并由此判断应聘者是否符合要求。面试可以较充分了解应聘者的知识水平、业务能力、外貌气质、个人修养、求职动机等；应聘者也可以通过面试全面地展示自己，并充分地了解医疗卫生机构的现状和发展前景，也可以向医疗卫生机构提出要求或建议。

3. 笔试

笔试是通过笔答的方式检测应聘者的基础知识、专业知识、管理知识、综合分析能力和文字表达能力等。由于笔试的试题的含量大而范围广，对知识、技能的测评可信度和有效性都较高，同时考试时间短、成本低、可大规模进行，因此，测评效率较高。此外，对于应聘者而言，由于笔试心理压力较小，易发挥出水平，成绩比较客观。但笔试的缺点在于无法考察应聘者的工作态度、品德修养以及组织管理能力、口头表达能力和操作技能等，因此，必须与其他测评方法结合使用。

4. 综合测试

综合测试即利用各种量表或工作情景模拟等形式，对应聘者的智能（如智力、技能、专业知识等）和心理（如个性、职业倾向性、价值观念、情商等）进行测试，包括智力测试、能力测试、心理测试和工作样本测试等。在医疗卫生机构人员招聘过程中的综合测试里，使用较多的是心理运动能力测试、医务技能测试、情感智力（情商）测试等。心理运动能力测试是对应聘者的动作灵活性和协调性进行测评，通常包括机械动作能力、手指灵活性、协调能力的测试等。医务技能测试是结合待聘职位的工作要求，让应聘者现场操作，通过对其工作过程的观察和工作效果来对其进行评价。情感智力（情商）测试是指通过谈话、情景模拟、观察等方法测评应聘者的情感智力，包括对应聘者自我意识、情绪调节控制、认识他人的情绪、人际交往等方面素质的测试。

5. 身体能力测试

身体能力测试即体检。医疗卫生机构服务岗位不仅需要任职者具备专业知识与技能，还需要具备良好的体能，且不能患有传染性疾病，身体能力测试可以保证员工在体力上能够胜任所招聘的岗位。

三、人员的聘用

人员的聘用是指在面试、笔试、综合测试和身体能力测试的基础上，与测试合格的人员签订合同、吸纳入医疗卫生机构的过程，包括试用和正式录用两个阶段。

多数情况下，医疗卫生机构可对拟聘用人员先试用。双方应签订试用合同，对试用期员工与医疗卫生机构的权利与义务以及对违反合同行为的处置办法进行明确的约定，包括试用职位、试用期限、试用期报酬、试用期绩效目标、试用期员工与医疗卫生机构的权利与义务、正式录用的条件等内容。试用期限一般不超过 3 个月，特殊情况的可适当延长，但最长不得超过 6 个月。如果试用人员是大中专应届毕业生，试用期可延长至 12 个月。

试用期包括在聘用合同期限内。试用期间，医疗卫生机构人力资源管理者和试用期员工的上级主管人员依照试用合同对试用期员工给予指导，并对其工作过程和工作效果进行考察，作为是否正式录用的依据。

试用期结束后，医疗卫生机构人力资源管理者和试用期员工上级主管人员对试用员工试用期工作进行考核，并与考核合格者签订正式聘用合同，录用为医疗卫生机构正式员工。正式聘用合同应由医疗卫生机构法定代表人或其委托人与受聘人员以书面形式订立。正式聘用合同应包括聘用合同期限、岗位及职责要求、岗位纪律、岗位工作条件、工资待遇、聘用合同变更和终止的条件、违反聘用合同的责任等内容。聘用合同分为短期、中长期和以完成一定工作为期限的合同。医疗卫生机构可根据工作需要和员工实际情况签订不同期限的合同。但对于在本单位工作已满25年或者在本单位连续工作已满10年且年龄距国家规定的退休年龄不足10年的人员，提出订立聘用至退休的合同的，医疗卫生机构应当与其订立聘用至退休合同。医疗卫生机构与受聘人员签订聘用合同时，不得收取任何形式的抵押金、抵押物或其他财物。

（张峰）

第三节　医疗卫生机构的岗位设置和人员配备

一、医疗卫生机构的岗位设置和分类

（一）医疗卫生机构的岗位设置

1. 设置原则

（1）按需设岗、因事设岗原则：根据医疗卫生机构的性质、服务功能、规模、学科分类，确定必需的岗位。科学合理的岗位设置应以精简、经济、高效为目标，将岗位数量限制在有效完成工作任务所需的最低数额之内，切忌盲目求全，滥设岗位，以免造成人浮于事的现象。

（2）合理结构的原则：为了充分发挥整体效应，医疗卫生机构服务岗位的设置应符合一定的结构比例，形成合理匹配层次。通常而言，优良结构比例应呈上小下大的梯形结构，才能充分发挥各级各类人员的作用，形成最佳的聚合力。

2. 设置的程序与方法

（1）分析医疗卫生机构的服务功能：明确医疗卫生机构是综合性医疗卫生机构还是专科性医疗卫生机构，主要提供医疗服务还是主要提供社区卫生服务，是否同时承担教学、科研任务等。

（2）按服务功能确定需要设立的部门：根据医疗卫生机构的服务功能设立临床诊疗部门、医技辅助诊疗部门、预防保健部门、后勤保障部门、行政管理部门；若有教学、科研任务，则设立相应的教学、科研部门。

（3）按各部门的学科构成与管理职能设立岗位：根据综合性医疗卫生机构或专科性医疗卫生机构的性质差别，设立相应的临床诊疗岗位、护理岗位、药剂岗位、辅助诊疗岗位、后勤保障岗位和行政岗位等。

（4）明确岗位的人员数量与结构要求：综合考虑医疗卫生机构的主要功能、任务的轻重、医疗卫生机构的发展规划、医疗卫生机构的学科特色、该岗位的工作性质、工作难易程度、工作条件等因素，明确各工作岗位的人员需求量和人员要求。主要承担医疗功能的医疗卫生机构应将较多的人力投入到诊疗岗位；主要承担社区卫生服务的医疗卫生机构应将较多人力投入到预防保健工作岗位；优势学科的各个岗位可配置较多的人力；工作难度高的岗位应安排较多的高级人员。

（5）明确岗位责任制：岗位建立后，应确立各岗位的权限、责任、具体工作内容和要求。不同岗位之间应相互配合，做到既不相互包含，又不相互冲突，权责分明。

（6）建立各级各类人员的管理制度：在明确岗位责任制的基础上建立岗位工作常规或守则，规范各岗位人员的管理。

（二）医疗卫生机构岗位分类

岗位分类又称职位分类，是指将所有的工作岗位按其业务性质分为若干职位种类（又称职组、职系），将每一职位种类按责任大小、工作难易、受教育程度及技术要求高低分为若干职位等级（又称职级、职等），并对每一级别每一职位予以准确的定义和描述，然后制定成岗位说明书，以此作为对聘用人员的管理依据。

医疗卫生机构岗位根据工作性质可分为卫生技术人员、工程技术人员、行政管理人员、工勤人员等职位种类。其中卫生技术人员是医疗卫生机构人力资源的主体，它又可根据具体的工作内容分为医疗、护理、药剂、医技等，并进一步分为下一级职位种类。各职位种类的岗位按照责任的大小、工作的难易以及对员工的受教育程度和工作经验的要求，又可分为初级、中级、高级等职位等级，如医疗人员有住院医师、主治医师、副主任医师、主任医师等职位等级。

二、医疗卫生机构服务人员配备

（一）医疗卫生机构服务人员配备的概念和原则

医疗卫生机构服务人员配备，是指运用现代医疗卫生机构的组织管理理论，明确医疗卫生机构服务人员合理配置的原则和方法，根据不同医疗卫生机构的任务和规模，确定医疗卫生机构服务各级各类人员的数量、质量及其构成比例。

合理确定医疗卫生机构服务人员的配备，不仅是医疗卫生机构管理工作中最为基础的工作之一，更是关系医疗卫生机构生存与发展的关键。合理的人员配备能够使医疗卫生机构各类人员构建一个合理而有效的人力资源群体，进而发挥医疗卫生机构的系统功能，使医疗卫生机构实现既有专科重点又有全面发展的综合平衡，保证医疗卫生机构的医疗、教学、科研、预防保健等各项工作的协调发展和医疗卫生机构各项任务的顺利完成，获得最佳的社会效益和经济效益。

医疗卫生机构服务人员配备应遵循以下原则。

1. 功能需要原则

功能需要原则即应按各级医疗卫生机构服务的功能、对象、承担的任务和规模的实际需要配备医疗卫生机构服务人员。

2. 因事设人原则

因事设人原则即根据医疗卫生机构服务功能所需要的岗位及其对人员的要求进行人员配备。

3. 能级对应原则

能级对应原则即医疗卫生机构服务人员的配备应做到人事相宜，量才使用，按人员的能力安排适宜的岗位，每位员工的能力、资历、思想品质都应与其担任的职级、职责相匹配。

4. 合理比例原则

合理比例原则即应按照一定层次和一定比例配备医疗卫生机构服务的各级各类人员，

在数量上和质量上实现合理配置，形成合理的比例关系和人员结构。

5. 精简高效原则

精简高效原则即必须根据医疗卫生机构服务的目标或任务恰当地配备人员。如果人员配备过多，就会造成人浮于事和医疗卫生机构运行成本的增加；反之，如果人员配备过少，则会因人力不足而影响医疗卫生机构服务职能的发挥和医疗卫生机构服务目标的实现。

6. 动态发展原则

动态发展原则即应根据医疗卫生机构内部要素和外部环境的变化来配备医疗卫生机构服务人员，并持续调整，减少人员流动的阻碍，使人员配备不断满足发展变化的医疗卫生机构服务工作的要求。

（二）医疗卫生机构服务人员的组成

根据我国医疗卫生机构的组织机构、体制、任务、职能分工以及医疗卫生机构现代化的要求，我国医疗卫生机构服务人员由卫生技术人员、工程技术人员、科研人员、行政管理人员、工勤人员 5 部分组成。

1. 卫生技术人员

卫生技术人员包括医疗预防人员、药剂人员、护理人员、康复人员和其他技术人员，是医疗卫生机构服务和完成医疗任务的基本力量。

2. 工程技术人员

工程技术人员包括医疗设备工程、电子生物医学工程、电子计算机、激光、机器工程、计量检测、建筑工程、水暖电气、制冷、空调及净化处理工程等方面的技术人员，其主要任务是对医疗卫生机构建筑、装备、设施进行规划、选择、维护、监视和研制，以确保医疗卫生机构各种现代化设备与设施的正常运行。

3. 科研人员

科研人员主要是在医疗卫生机构中从事科学研究的人员，随着医疗卫生机构服务的发展，科研工作越来越受到医疗卫生机构重视，科研工作人员在医疗卫生机构服务人员中的比例也日益增大。

4. 行政管理人员

行政管理人员即医疗卫生机构的管理者和职能处室的工作人员。

5. 工勤人员

工勤人员以医疗卫生机构后勤工作为主，其工种繁多，包括厨师、电工、木工、铁工、水暖工和机修工等。除此之外，医疗卫生机构中的检验员、消毒员、药剂员、妇幼保健员等 4 类人员，也列入工勤人员范围，根据实际需要设置。

（三）医疗卫生机构人力资源配备程序

1. 确定医疗卫生机构服务人员配备标准和比例

医疗卫生机构服务人员编制比例标准是医疗卫生机构确定人员编制总额、制定人员编制方案的基本依据，由编制员额与核编参数组成，以病床数、门诊、急诊人次数作为核编参数，并构成一定比例关系。

2. 核定医疗卫生机构服务人员配备编制总额

上级审定医疗卫生机构病床数后，根据医疗卫生机构人员编制比例标准，计算出医疗卫生机构人员编制总额。

综合医疗卫生机构病床数与门诊量之比按 1：3 计算，不符合 1：3 时，按每增减门诊 100 人次，增减 5 ～ 7 人计算；病床较少的医疗卫生机构，相近的科室可以合并，卫生技术人员可以兼任；综合医疗卫生机构承担的医药科研和教学任务所需人员，可在编制总额基础上增加 5% ～ 7%，医学院校附属医疗卫生机构和教学医疗卫生机构可另增 12% ～ 15%；新仪器、新设备，如心电、脑电、超声、各种窥镜、同位素、激光等工作人员可按 3% ～ 5% 配备；担当院外任务，如组织医疗队下基层、出国医疗队以及外出体检、会诊、抢救等临时任务所抽调的脱产人员可按 10% 配备。

3. 制定各类人员配备方案

医疗卫生机构服务人员编制总额核定后，首先应确定医疗卫生机构各级各类人员的编制比例和医疗卫生机构所属组织机构中的人员比例，然后根据比例核定医疗卫生机构各级各类人员和各组织机构中各级各类人员编制总额。

在医师编制中，主任医师、副主任医师、主治医师、住院医师一般可以按 1:2:4:8 的比例配备。

4. 配备方案申报、批复程序

（1）新建医疗卫生机构：新建医疗卫生机构的人员配备申报应由医疗卫生机构的上级主管部门撰写专题报告，包括新建医疗卫生机构的理由、条件、规模、级别、人员编制总额、人员比例、内部主要组织机构设置及人员编配、人员来源及具体实施方案等内容，并编制医疗卫生机构人员编制表，逐级上报至具有审批权限的主管部门。

（2）增编医疗卫生机构：因增加医疗任务、增加病床、新建科室、添置新设施等原因需增编人员时，由需增编的医疗卫生机构撰写专题报告，然后向上级主管部门报告，包括增编理由、人员类别及增员人数、人员来源等。

（3）行文批复：主管部门收到报告后，审定报告的合法性和合理性，并按有关规定和审批权限进行批复。

（蒋美玲）

第四节　医疗卫生机构人力资源绩效管理和测评

一、医疗卫生机构人力资源绩效管理和测评的概念

（一）绩效

绩效又称业绩、效绩、成效等，反映的是人们从事某一种活动所产生的成绩和效果，以及在工作过程中所表现出的符合相关机构发展的文化和价值观，以及有利于企业战略目标实现的行为，它是医疗卫生机构员工个人素质和医疗卫生机构工作环境共同作用的结果。通常而言，绩效可分为3个层次，即组织绩效、部门绩效和员工个人绩效。

医疗卫生机构人力资源绩效属于员工个人绩效，即医疗卫生机构员工的工作行为、工作态度及工作效果的总和，是医疗卫生机构员工个人素质和医疗卫生机构工作环境共同作用的结果。医疗卫生机构员工个人绩效的高低主要取决于4个方面的因素，且这4个方面的因素缺一不可。

（1）员工的知识，即员工所掌握的医药科学及相关学科的知识及掌握程度。

（2）员工的能力，即员工所具备的完成医疗卫生机构服务工作的能力。

（3）员工的工作动机，即员工所受到的激励程度。

（4）机会，即员工和工作之间的匹配性以及其他医疗卫生机构外部资源的支持。

（二）绩效管理

绩效管理是管理者确保员工的工作活动以及其产出能够与组织的目标保持一致的过程，包括确定和沟通对员工的期望、提供给员工绩效的反馈、改进员工的绩效、指导解决绩效问题，以及为薪酬决策提供有关的信息等。

医疗卫生机构人力资源绩效管理是以医疗卫生机构人力资源管理的目标为依据，并参考一定的标准，对医疗卫生机构服务人员在一定时期内工作行为、工作态度和工作效果进行考察、评定、反馈、奖励以及相关培训活动，并发现问题，提出改进措施，以实现医疗卫生机构服务管理的总体目标。

（三）绩效测评

绩效测评是指运用科学规范的管理、财务、数理统计等方法，对组织在一定时期内的经营状况与效益，以及员工业绩进行定性和定量的考核、分析，并做出综合评价的过程。

医疗卫生机构人力资源绩效测评是指医疗卫生机构人力资源管理部门和员工主管部门依照一定的标准，采用科学规范的方法，对医疗卫生机构员工的工作行为、工作态度和工作效果进行考核、评估并得出评价的过程。

应特别注意的是，绩效测评并不等同于绩效管理。绩效管理是与绩效有关的管理活动的全过程；绩效测评只是绩效管理中的一个关键步骤。绩效测评是绩效管理的手段而非管理的目的。如果只注重绩效测评，而忽略绩效管理的其他环节，就会偏离绩效管理促进绩效改进与提高的真正目的。

二、医疗卫生机构人力资源绩效管理和测评的作用

医疗卫生机构人力资源绩效管理和测评的作用体现在以下几个方面。

（1）有利于医疗卫生机构人员了解自身工作实际，促使其改进工作。医疗卫生机构人力资源绩效管理和评测能够为医疗卫生机构人员提供反馈信息，帮助其认识自己的优势和不足，发掘自己的潜在能力并在实际工作中提升工作绩效。

（2）能够为医疗卫生机构人员的培训开发指明方向。一方面，通过医疗卫生机构人力资源绩效管理和评测，可以对优秀的医疗卫生机构人员进行合理任用；另一方面，也可及时察觉医疗卫生机构人员工作存在的不足，对其展开培训，以弥补不足。通过医疗卫生

机构人力资源绩效管理和评测不但可以发现医疗卫生机构人力资源培训与开发的需要和内容，并据此制定培训与开发的措施和计划，还可以检验实施培训与开发计划的效果。

（3）帮助医疗卫生机构甄别医疗卫生机构人员绩效的差异，为医疗卫生机构的奖惩系统提供依据，从而确定医疗卫生机构人员的奖金和晋升机会。医疗卫生机构人员绩效水平是医疗卫生机构薪酬决策的重要依据，只有实行客观公正的绩效评价体系，不同岗位上人员的工作成绩才能得到合理的比较，奖金的分配也才能发挥真正的激励作用。

（4）有利于建立医疗卫生机构人力资源绩效档案材料，为医疗卫生机构制定未来医疗卫生机构人力资源决策提供依据。医疗卫生机构只有在全面掌握医疗卫生机构人员的相关工作状况的情况下，才能制定出适合医疗卫生机构的人力资源管理政策。而医疗卫生机构人力资源绩效管理和评测提供的结果可以用来为提升优秀人员、辞退不合格的人员、为工资调整提供理由，为医疗卫生机构人员培训确定内容、为其调动确定方向，并可确定招聘时应该重点考察的知识、能力、技能和其他品质等。

总之，医疗卫生机构人力资源绩效管理与测评工作有助于人们发现医疗卫生机构服务中存在的问题，工作评价的结果可以用于确定医疗卫生机构服务人员和团队的工作情况与组织目标之间的关系，以及提高组织的效率和改进员工的工作。因此，绩效管理既是一个过程的结束，也是一个新阶段的开始。

三、医疗卫生机构人力资源绩效管理和测评的原则

（一）全面性原则

全面性原则即从全方位对医疗卫生机构人员的工作绩效进行管理和测评，从方式上，应包括医疗卫生机构人员的直接上级、同事、下级、服务对象（患者及其家属）的评价和自我评价；从内容上，应包括对员工德、能、勤、绩等方面的综合性评价。

（二）制度化原则

制度化原则即应建立规范、系统的医疗卫生机构人力资源绩效管理与测评制度，并使医疗卫生机构人员充分了解和自觉参与到医疗卫生机构人力资源绩效管理和测评之中。

（三）能级层次原则

能级层次原则即应根据医疗卫生机构服务职位、职称的高低与岗位职责的不同来设计医疗卫生机构人力资源绩效管理和测评的标准、指标体系和评分体系，并根据岗位与层次的不同突出不同的管理和测评重点。

（四）客观公正原则

客观公正原则即医疗卫生机构人力资源绩效管理和测评应避免掺入主观性或感情色彩，做到实事求是。医疗卫生机构人力资源绩效管理和测评的标准应当一致，能适用于一切同类型员工，一视同仁，不能区别对待或随意变动，且管理与测评的标准与过程应公开透明。

（五）效率原则

效率原则即医疗卫生机构人力资源绩效管理和测评的成本应尽量小于不实施测评所带来的损失，并尽量节省时间成本。

（六）反馈原则

反馈原则即医疗卫生机构人力资源绩效管理和测评的结果一定要反馈给被测评者本人，并应用于员工的奖惩、晋升等，充分体现测评的严肃性，树立测评的权威性，使之真正发挥作用。

四、医疗卫生机构人力资源绩效和测评的基本方法

（一）书面描述法

书面描述法是指测评者通过语言描述的形式评价一个员工的优势和不足、过去的绩效和潜能，并提出改进建议的一种绩效评价和测评方法。

（二）量表法

量表法是一种最古老且常用的绩效评价和测评方法。即先列出一系列绩效因素，如工作的数量与质量、职务知识、合作性、忠诚度、出勤、诚实和首创精神等，然后，考评者

逐一针对表中的每一项，按增量尺度划分等级，对员工进行评分，用量表形式表达出来。评分的尺度通常采用 5 分制，例如对职务知识这一因素的评分可以是 1 分（对职务职责的了解很差）至 5 分（对职务的各方面有充分的了解）。

（三）关键事件法

关键事件法即管理者为每一位员工设立"绩效考评日记"或"绩效记录"，由考察人或知情人随时记载，但所记载的事件既有"好"事也有"坏"事；所记载的必须是较为突出的、与工作绩效直接相关的事件，而非一般的、不相关的事件；所记载的应该是具体的事件与行为本身，而非对某种品质的判断，只是素材的积累。以这些具体事实为根据，经归纳、整理，得出绩效评价和测评结论。

（四）行为锚定等级法

行为锚定等级法又称行为定位评分法，是近年来越发受到重视的一种绩效和测评方法，它综合了关键事件法和量表法的主要成分，由测评者按序数值尺度对所有典型行为进行评分度量，并建立一个锚定评分表，以此为标准对员工的实际表现进行测评、给分。评分项目是某人从事某项职务的具体行为事例，而非一般的个人特质描述。以住院医师建立的行为锚定等级法中"关心病人"指标的评价标准为实例，指标定义为积极接触住院病人，发现他们的需求并真诚地对他们的需要做出反应。

（五）比较法

比较法是一种相对的衡量方法，即将一个员工的工作绩效与一个或多个他人进行比较的方法，最常用的 3 种形式是个体排序法、分组排序法和配对比较法。个体排序法要求测评者将员工按从高到低的顺序予以排列；分组排序法要求测评者按特定的分组将员工编入诸如"前 1/3""次 1/3"之类的次序中；而在配对比较法下，每个员工都逐一与其他员工进行配对比较，评出其中的"优者"和"劣者"，在所有的配对比较完成后，将每位员工得到的"优者"数累计起来，便可排列出一个总的顺序。

（六）目标管理法

目标管理法是对管理人员和专门职业人员进行绩效和测评的首选方法，管理者或测评者将员工的工作结果与事先设定的标准相比较得出评价结果。

(七)三百六十度反馈法

三百六十度反馈法即运用从上级、员工本人、同事和客户（患者及其家属）得来的反馈意见进行绩效评价和测评的方法。这种测评方法使用了与管理者有互动关系的所有人员的反馈信息。这一方法虽能帮助被测评者认清自己的长处和短处，但它不适用于有关报酬、提升或辞退的决策。

五、医疗卫生机构人力资源绩效和测评的实施

(一)人力资源绩效和测评准备

1. 制订计划

为保证绩效和测评顺利进行，必须事先制订计划，包括明确测评的目的和对象、测评内容、测评时间和方法等。

测评目的不同，测评对象也不同。例如，为职称晋升而进行的测评，对象是专业技术人员；为选拔后备领导干部而进行的测评，应在有限的范围内开展；而为评选先进、决定提薪奖励的测评应在全体员工中进行。

测评目的和对象不同，测评内容及重点也不同。例如，为发放奖金而进行的测评应以工作绩效为主，因为发放奖金就是为了奖励员工改进绩效，着眼点在于当前的行为；为提升职务而进行的测评，则既要测评成绩，更要关注其品德及能力，着眼点在于发展潜力。

测评目的、对象和内容是不同的，测评的时间也有差别。例如，针对思想觉悟及工作能力的测评间隔期应长一些，通常为一年一次；工作态度及业绩变化较快，针对其进行的测评间隔期应短些，以便随时调整管理措施。

测评的方法与测评的内容相互关联，若为了评选先进，测评应通过相互比较的方式择优推举；若目的是培训，测评则要以职务或者岗位标准为尺度，找出差距。

2. 技术准备

绩效评价和测评是技术性很强的工作，其技术准备包括评测标准的准备，选择或设计测评方法，培训测评人员等内容。

（1）测评标准的准备：绩效考核和测评必须有标准，以作为分析评价员工的尺度，

一般分为绝对标准和相对标准。绝对标准是客观的，不以被考核者为转移，因此，可以对每个员工单独进行评定，确定合格与否，如顾客满意率要达到85%以上、文化程度要达到大学本科等。相对标准在不同的被测评群体中往往存在差别，而且无法对每一个人单独做出"行"还是"不行"的评判。如在评选先进时，规定的员工可评为各级先进，采取相互比较的方法，此时每个人既是被比较的对象，又是比较的尺度。

测评标准的准备主要是指绝对标准的准备，包括绩效标准、行为标准以及任职资格标准，有的组织将其称为职务规范或岗位规范。

（2）选择或设计测评方法：根据测评目的确定需要哪些信息，从何处获取这些信息，采用何种方法收集这些信息。

（3）培训测评人员：为了保证测评质量，对测评人员进行培训，使他们掌握测评原则，熟悉测评标准，掌握测评方法以及克服常见偏差等。

3. 收集资料信息

对人员的测评必须秉持严肃认真的态度。因为测评结果常常决定一个人在组织中的地位和前途。所以要求作为测评基础的信息必须真实、可靠、有效。

（二）人力资源绩效和测评实施

1. 确定测评的实施者与参与者

无论采用哪一种绩效和测评方法，都必须选择员工的绩效信息来源或确定绩效测评者。一般来说，绩效和测评的执行者与参与者应当满足的条件如下。

（1）了解被测评岗位的性质、工作内容、要求以及测评标准与相关规定、政策。

（2）熟悉被测评者本人在测评周期内的工作表现，最好有直接近距离密切观察其工作的机会。

（3）绩效信息来源必须公正、客观，不带偏见。医疗卫生机构人力资源绩效和测评的执行者一般为医疗卫生机构人力资源管理部门，其参与者包括员工所在部门的上级、同事、下属以及员工本人，也包括医疗卫生机构以外的专家和社会相关人群（患者、患者家属等），以保证从不同的角度对员工进行评估。

2. 进行分析评价

进行分析评价的主要任务是对员工个人的德、能、勤、绩等做出综合性的评价，这是一个由定性到定量再到定性的过程，其过程如下。

（1）对员工每一个评价项目，如工作质量、出勤、协作精神等评定等级。

（2）对员工的评价项目进行量化，即赋予不同评价等级以不同的数值。

（3）对同一项目不同考核结果的综合，同一项目由若干人对某一员工同时进行考核，但得出的结果不一定相同，为综合这些考核意见，可采用算术平均法或者加权平均法。

（4）对不同项目的考核结果加以综合，即要将工作成绩、工作态度及能力综合起来。这里必须确定各个项目的分配权数，各测评项目权值主要根据考核的主要目的、阶层及具体职务确定。

（三）人力资源绩效和测评的内容

绩效和测评的内容包括"德""能""勤""绩"4个方面。

（1）"德"就是指员工的工作态度和职业道德，主要包括员工的敬业精神、责任心以及思想觉悟和相应的法律道德意识。"德"的标准不是抽象的，而是随着时代、行业、层次的不同而有所变化的。

（2）"能"就是指员工从事工作的能力，具体包括体能、学识、智能和专业技能等内容。

（3）"勤"就是指员工在工作中的勤奋和敬业精神，即员工的工作积极性、主动性、纪律性和出勤率等，表现为在工作中能否投入全部的体力、智力和精力。

（4）"绩"就是指员工的工作效率及效果，主要包括员工完成工作的数量、质量、成本费用以及为组织做出的其他贡献，包括岗位上取得的绩效和岗位之外取得的绩效。

（四）结果反馈与绩效改进

绩效管理和测评的最后环节也是绩效管理目的所在，就是将测评结果及时准确地反馈给被测评的员工，让各个岗位上的医疗卫生机构服务人员了解其工作绩效是否达到预期目标。绩效和测评反馈的最佳方式是绩效反馈面谈，即管理者与被测评的员工进行面对面的交流。管理者既要强调被测评员工的积极方面，也要针对如何改进员工工作中的不足展开讨论。面谈应特别注重谈话技巧与艺术，做到对事不对人，反馈应具体，且保持与员工的双向沟通。

通过绩效和测评反馈，找出员工绩效与目标之间、员工与员工之间的差距，并进一步分析产生差距的内因与外因，在此基础上为改进和提高员工绩效采取相应措施。通常针对员工因内因导致的低绩效，可采取再培训、惩戒、辞退等措施；针对外因引起的低绩效，则应努力改善环境与条件，变革医疗卫生机构的相关规定、制度等。

（蒋美玲）

第五节　医疗卫生机构人力资源开发和利用

一、医疗卫生机构人力资源的培训和开发

（一）医疗卫生机构人力资源培训和开发的含义

医疗卫生机构人力资源的培训和开发，是指医疗卫生机构通过各种方式，使医疗卫生机构人员具备完成当下或未来工作所需要的知识、技能，改变他们的工作态度，提升其工作业绩，并最终实现医疗卫生机构整体绩效提升的一种计划性和连续性的活动。

准确理解医疗卫生机构人力资源培训和开发的涵义，应把握以下要点。

（1）培训和开发的目的是改善员工的工作业绩并提升组织的整体绩效，这是医疗卫生机构开展培训和开发的初衷和根本原因，也是衡量培训和开发效果的标准。

（2）培训和开发的对象是医疗卫生机构的全体员工。这并不意味着每次培训的对象都必须是全体员工，而是说应当将全体员工都纳入培训体系中来，不能将某些员工排除在培训体系之外。

（3）培训和开发的主体是医疗卫生机构，即培训和开发应当由医疗卫生机构来实施，这是医疗卫生机构的责任和义务。

（4）培训和开发的内容应当与员工的工作有关，并将与医疗卫生机构服务工作有关的各种内容都包括进来，如知识、技能、态度、组织的战略规划以及组织的规章制度等。

通常而言，培训和开发在定义上不加以区分，但二者仍存在区别。培训是指组织有计划地开展有助于员工学习与工作相关能力提升的活动，包括知识、技能和对工作绩效起关键作用的行为。开发就是组织通过培训及其他工作来改进员工能力水平和组织绩效的一种有计划的、连续的工作。培训是人力资源开发的主要手段，但并非唯一手段。培训侧重于近期目标，其目的是让培训对象获得目前工作所需的知识和能力，重心在于提高员工当前的工作绩效，例如培训一名新医师如何写病历，培训管理人员如何进行工作组织等；而开发的目的相较培训要更为广泛，其目的是使开发对象掌握目前和未来工作所需的知识和能

–138–

力，它着眼于更长期的目标。随着培训的战略地位的凸显，员工的培训越来越重要，培训与开发的界限已逐渐模糊，两者均注重员工与组织当前和未来的发展需要。

（二）医疗卫生机构人力资源培训的作用

医疗卫生机构人力资源培训是医疗卫生机构人力资源开发的基础性工作，也是医疗卫生机构在医疗服务市场的激烈竞争中赖以生存、发展的基础，其意义与作用主要体现在以下 4 个方面。

（1）培训是医疗卫生机构服务人才培养的重要途径。通过培训，能够使医疗卫生机构人员明晰所在岗位的要求，并通过学习和提升自身各方面的职业素养和专业技术水平，达到任职资格的要求，从而持续提高个人和组织的绩效。

（2）培训有助于调动医疗卫生机构人才的积极性和创造性。通过培训，不断向医疗卫生机构人员传授新的知识和技能，使其能够适应或接受具有挑战性的工作和任务，实现自我价值。这不仅使医疗卫生机构人才在物质上得到满足，而且使其获得精神上的成就感，激发出更深刻、持久的工作动力。

（3）培训有利于营造优秀的医疗卫生机构文化。优秀的医疗卫生机构文化可以增强医疗卫生机构人员对医疗卫生机构的认同感，有助于协调员工与医疗卫生机构发展目标的趋向一致，从而实现员工和医疗卫生机构的共同发展。一方面，通过对员工进行医疗卫生机构文化的培训，可以营造优秀的医疗卫生机构文化；另一方面，通过培训活动的进行，也会营造一种学习的、积极的医疗卫生机构氛围，这正是优秀的医疗卫生机构文化不可缺少的因素。

（4）培训有利于医疗卫生机构获得竞争优势。通过培训，能够增加医疗卫生机构人员对本医疗卫生机构和竞争对手及其文化的了解，理解如何与他人合作，学会在群体中进行有效的工作；能够确保其持续掌握新知识、新技能，从而不断提高员工的能力；能够通过控制培训的成本效率，对医疗卫生机构人力资源核心竞争力作出贡献。因此，医疗卫生机构要想在激烈竞争中立于不败之地，就必须重视医疗卫生机构服务人力资源的培训。

（三）医疗卫生机构人力资源培训的原则

为了达到预期的目标，医疗卫生机构人力资源培训应遵循以下原则。

1. 理论与实践相结合

理论与实践相结合即医疗卫生机构人力资源培训应当从实际需要出发，切忌概念化、一般化，在深入学习和研究医药专业知识的同时，要强化临床实践，注重理论与实践的结合，围绕为患者服务和临床服务确定培训内容。

2. 全员培训与重点培养相结合

全员培训与重点培养相结合即在有计划、有步骤地对在职所有各级各类人员进行全员培训，提高全体医疗卫生机构服务人员绩效水平的同时，必须将对医疗卫生机构未来发展有更大影响力的管理和专业技术骨干作为重点培训对象，增强培训的针对性。

3. 中长期培训与短期培训相结合

中长期培训与短期培训相结合即医疗卫生机构人力资源开发培训的计划应区分不同时期，使医疗卫生机构人力资源远期目标与近期目标有机结合，既满足医疗卫生机构近期工作有序进行的需要，又要保证医疗卫生机构发展长远目标的实现。

4. 基础培训与前沿培训相结合

基础培训与前沿培训相结合即对于医疗卫生机构服务初、中级人员的培训应以基础知识、理论与技能为主要内容，由浅入深、循序渐进；对于高级人员的培训重点应放在医药科技领域的前沿知识与动态方面。

（四）医疗卫生机构人力资源培训的类型与内容

1. 医疗卫生机构人力资源培训的类型

根据不同的标准，医疗卫生机构人力资源培训可以分为不同的类型。

（1）按照培训的对象可分为决策人员培训、管理人员培训、技术人员培训等。培训对象不同，决定了对其进行培训的内容、方式、时间也不同。例如，对决策人员培训，重点应放在宏观理论、战略制定等方面；若培训对象是技术人员，则内容多偏重专业技术的更新和最新技术的跟踪等。

（2）按照培训的内容，可分为知识培训、技能培训和态度培训。知识培训又称知识学习或认知能力的学习，要求员工学习各种有用知识，并运用知识进行脑力活动，促进工作改善。技能培训包括对员工的运动技能和智力技能的培训。态度培训主要涉及对员工的价值观、职业道德、认知、情感、行为规范、人际关系、工作满意度、组织承诺、不同主体的利益关系的处理以及个人行为活动方式选择等内容和项目的教育与培训。

（3）按照培训的性质，可分为适应性培训和提高性培训。适应性培训主要针对新员工，旨在使其尽快熟悉和适应工作环境和工作岗位。提高性培训主要针对在职员工，目的在于进一步提高其工作能力及其与工作岗位的契合程度。

（4）按照培训与岗位的关系，可分为岗前培训、在岗培训及离岗培训。岗前培训是指新录用人员上岗前的培训，内容包括医疗卫生机构基本情况的介绍、岗位规范的学习以及从业要求等。在岗培训又称不脱产培训，即边工作边学习。离岗培训又称脱产培训，包括外派进修学习、参加脱产学习培训班、保留公职参加学历教育和挂职锻炼等。

（5）按照培训时间，可分为长期培训、中期培训和短期培训。长期培训通常指一年以上的脱产培训，多用于专业性、系统性的培训，如学历教育等。中期培训是指半年以上一年以内的脱产培训，主要用于专科教育、补课教育等。短期培训是指半年以下的脱产培训，主要用于岗位培训。

（6）按照培训形式，可分为学历教育、岗位培训和专业证书培训。学历教育是指受教育者能够获得国家承认的学历的教育。岗位培训是指对已经走上各种岗位及需要转换工作岗位的人员，根据工作任务和岗位要求进行的培训活动。专业证书培训是指为取得专业证书进行的培训活动，专业证书制度是指医疗卫生机构根据工作岗位的需要，对在岗位上工作的人员，为使其达到上岗任职所要求的专业知识水平，有目的地进行专业知识教育的教育证书制度。专业证书只是已达到岗位所要求的层次专业知识水平的证明，只在本行业的工作范围内适用。

（7）按照培训与开发层次，可分为高级培训、中级培训和初级培训。初级培训侧重于一般性的知识和技术方法；中级培训可适当增加有关理论课程；高级培训则应侧重于学习新理论、新观念和新方法。培训级别越高，所采用的组织形式越趋小型化、短期化。

2.医疗卫生机构服务人力资源培训的内容

医疗卫生机构人力资源培训的内容包括政治理论、专业知识与技能和科学文化知识3个方面。

（1）政治理论。人员培训的重要任务之一，是要进行政治理论的教育，主要是教育医疗卫生机构人员运用马克思主义的立场、观点和方法来观察、认识和处理现实问题，提升解决各种实际问题的能力。

（2）专业知识与技能。专业知识与技能是从事本职工作所必备的能力，各级各类医疗卫生机构人员都要不断地丰富和更新自己的专业知识和技能，提高自身的工作质量和工作效率，更好地提升服务水平。

（3）科学文化知识。科学文化知识是关于自然、社会和思维的一般知识的总称。科学文化知识是学习专业知识的工具，是专业发展的基础，只有拥有广博的基础知识，才有可能在学术上、能力上不断创新和提高。

（五）医疗卫生机构人力资源培训的方法

1. 讲授法

讲授法即由教师将需要掌握的培训内容传授给受训者。这种方法成本低，节省时间，有利于系统讲解和接受知识，易于掌握和控制培训进度。专题学术讲座、学术会议基本上都属于讲授法。但这种方法的信息交流主要是单向的，且针对性不强，缺少实践和反馈环节。因此，运用这种方法应注意增加互动，调动受训者的积极性。

2. 临床实践

临床实践即让受训员工在实际工作岗位或真实工作环境中，亲身操作、体验，掌握工作所需的知识、技能。临床实践又可分为实习、工作轮换和特别任务法等几种。医疗卫生机构培训中的基本操作技能演练与竞赛便属于此种培训方法。

3. 案例研讨法

案例研讨法是指围绕一定的培训目的，把实际工作中的真实情景加以典型化处理，并用一定的视听媒介如文字、录音、录像等描述出来，让受训者进行分析，学会诊断和解决问题以及作出决策。案例研讨法往往采用个人思考、小组讨论和集体讨论相结合的形式，既能锻炼受训者的个人分析能力，又可以训练团队合作能力。医疗卫生机构中的临床病例讨论、死亡病例讨论、疑难病例讨论等大都属于此种培训方法。

4. 导师制

导师制即在青年医师培养过程中为其配备专门的导师进行一对一的适时、有效的指导，并对青年医师的学习和受训进行督促和评价，这是一种有规划、有重点的人才培养方式。

5. 进修、研修

进修、研修即选拔医疗卫生机构专业技术人员到上一级医疗卫生机构或其他医疗、科研、教学等单位进修、研修或作为访问学者参与课题研究，或出国学习先进的技术。

6. 攻读学历

攻读学历即医疗卫生机构专业技术人员重回学校学习系统的理论知识，获取更高的学历。

7. 网络教育

网络教育即通过开发内部网络，将各种学习资料、信息放在网上形成网上课堂，或通过远程教育实现人员异地交互沟通的培训方法。

8. 头脑风暴法

头脑风暴法是一种用于激发创造性思维能力的方法，简称 BS 法，其原理是围绕特定问题，通过众人的思维"共振"，让参与者在轻松愉快的氛围中尽情发挥无拘无束的想象，畅所欲言，并相互启发，引发灵感、联想和创意，从而诱导出大量设想和方案。

（六）医疗卫生机构人力资源培训的评价

培训评价就是依据培训目标，运用科学的评价方法，检测培训效果。没有评价的培训不能算作完整的培训，因为培训者无从知道培训效果，更不清楚培训是否达到了预定目标。通过对培训进行评价，可决定是否应在组织内继续进行该项培训及如何对培训进行改进。因此，培训评价应该贯穿培训全过程，甚至延伸到培训结束后的若干时间段。

培训评价包括培训者评价、培训本身评价和培训效果评价。其中最重要、最常见的是培训效果评价。

1. 培训者评价

通过培训者评价不仅能了解培训者培训工作的效果，更为重要的是能够帮助培训者改进培训工作，提高培训水平。对培训者的主要考查内容包括培训者的培训时间效益、调动员工的学习积极性的有效程度、培训效果等相关内容。评价方法常用的是员工评价和自我评价两种，其中以员工评价运用最为广泛。

2. 培训本身评价

培训本身评价的内容包括对培训工作进行过程中的准备工作、管理工作、后勤工作等方面的评价。评价方法一般由培训者或培训管理人员进行自我评价、闭卷考试评价、员工评价、技能竞赛和外聘专家评价等方法。

3. 培训效果评价

培训效果是指员工将培训过程中所学到的知识、技能运用于工作的程度。培训有无成

效即员工接受培训后素质的提高、能力的提升是否达到预期目标，是衡量培训工作的唯一标准。

对培训效果的评价要考虑评价的时效性。有些培训的效果是即时性的，培训效果在培训中或在培训结束后就会显现，针对这类培训应采取即时性评价说明培训的效果；而有些培训的效果要通过一段时间才能显现，如对管理人员进行的综合管理能力的培训，针对这类培训，就必须对受训者进行长期或跟踪性评价。

对培训行为和结果进行评价的一种主要方法是回任工作考核。回任工作考核是指对培训结束后受训者回任工作的评价。学习的目的在于应用，回任后的工作表现是检验培训效果的最直接的证据。回任工作考核的主要内容包括思想上有无进步，对组织文化的认同感有无增加，工作态度和作风有无改变，业务能力有无提高，工作效率有无增进等。最后综合起来判断培训目标是否达到。回任工作考核的方法有多种，主要有问卷调查、实地考察和回任小结等。

二、医疗卫生机构人力资源的激励

如何调动医护人员的积极性是医疗卫生机构人力资源利用的核心问题。调动医护人员的工作积极性最主要的方法就是建立激励机制。激励是管理中常用的一种方法和技术，它采用多种方法把人的潜能充分调动和发挥出来。激励机制是指采用某种手段和工具，激发、鼓励、维持人的动机，调动人的积极性、主动性和创造性，使其有动力朝着期望的目标前进并做出一定成绩的机制。这是人力资源管理的重要内容，是否建立起科学有效的激励机制，关乎到医疗卫生机构的长远发展。医疗卫生机构在人力资源管理中引入和应用激励机制应注意以下几个方面。

（一）实事求是

激励应遵循实事求是、按劳分配的原则，应奖励真正为医疗卫生机构发展作出贡献的人，重成绩、重贡献，以扎扎实实的成绩作为奖励的依据，这样才能提高激励的效果。医疗卫生机构人力资源管理者在制定激励措施时，应充分考虑到医务人员对自己为医疗卫生机构发展"贡献"和"报酬"的相对值的衡量与对比。如果"贡献"差别显著，医疗卫生机构人员得到的物质待遇却基本相同，就会失去激励作用。

（二）物质激励与精神激励相结合

要调动医务人员的积极性，既要运用好物质激励，又要注意精神激励，这是激励因素的两个不同的方面。医疗卫生机构管理者应该善于把物质激励和精神激励紧密地结合在一起，正确处理物质激励与精神激励的关系。物质激励是基础手段，既不能以物质激励代替精神激励，也不能以精神激励代替物质激励。精神激励是高级手段，其辅以物质手段，能够更加有效地发挥激励作用。

（三）及时适当

对取得成绩的医务人员实施激励要注意时效性，以使他们及时得到鼓励和鞭策。同时，适宜的激励措施能充分调动广大医务人员的积极性，促使他们自觉主动地投入医务工作之中。调动广大科技人员的积极性和创造性，推动医疗卫生机构的科技进步，是奠定医疗卫生机构科技发展的基础。

（四）重点在于目标而不在于手段

激励是管理者或管理组织根据组织的目标和管理对象的需要，采取一定的激励措施，来激发职工积极实施组织目标的行为过程。但各项激励措施都只是手段，激励的目的是调动员工自主工作的积极性，以实现组织的目标。而简单地认为激励的目的就是使员工多得奖金、多得实惠，仅在创造更多的激励物上想办法，很少关注激励所激发的自主工作的积极性与组织目标的实现程度，不但可能会助长医疗卫生机构部分人员"一切向钱看"的不良倾向，而且一旦这种激励物不递增或减少，这种表面上的"积极性"就会随之减弱或消失，甚至产生某些对立情绪或行为，激励效果也就无从体现。

三、医疗卫生机构人力资源的职业发展

员工职业发展是指组织为员工创造必要的条件，使员工能够通过组织获得较大的职业成就的一种人力资源管理工作。员工职业发展不仅仅是员工个人的要求，也是组织发展的要求。一个医疗卫生机构能否为员工的职业发展创造条件，使员工通过在医疗卫生机构的工作而获得被认可的职业成就，是该医疗卫生机构能否具有充足活力和强大凝聚力的一个基本条件。

医疗卫生机构应从以下几个方面开展有助于员工职业生涯发展的工作。

首先，确定不同员工、不同职业生涯期的职业发展管理任务，如员工进入医疗卫生机构阶段、早期职业阶段、中期职业阶段和后期职业阶段等不同时期的职业管理问题。

其次，对员工进行有效的职业指导，即帮助员工了解自己的行为心理特征，提供有关现有职业机会和职业特点的信息，帮助员工选择和获得适合的工作以及跟踪其职业生涯，了解其工作和适应情况并帮助其在职业上持续发展。

最后，为员工职业发展开辟必要的通道，即帮助员工制定和实施自身的职业生涯规划，确定职业发展目标，尽力为个人职业发展提供条件。一方面为员工设置职业通道，即医疗卫生机构应为员工个人发展提供机遇，这是员工实现自己职业理想和达到职业生涯目标的制度性路径；另一方面为员工疏通职业通道，即医疗卫生机构应为员工排除职业通路上的障碍，创造有利于其发展的良好环境。

（蒋美玲）

第六章　公共卫生护理概述

我国公共卫生护理处于起步阶段，目前，未形成成熟的中国本土化的概念和服务体系。本章主要借鉴国外相关经验，立足我国国情，介绍公共卫生护理的概念与特点、功能与目标，以及公共卫生护士的角色、核心能力与工作内容、资格认证与执业场所等，以加深对公共卫生护理的理解。

第一节　公共卫生护理的概念与特点

一、公共卫生护理的概念

公共卫生护理在不同国家或地区有着不同的定义。公共卫生护理（public health nursing）一词最早由美国现代公共卫生护理创始人莉莲·沃尔德（Lillian Wald）提出，其含义是将护理服务对象从患者扩大到整个家庭，护理内容由医疗护理扩展到预防保健服务。1929 年，美国国家公共卫生护理组织首次将公共卫生护理定义为"护士向个人、家庭和社区提供有组织的社区服务"。1980 年，美国公共卫生协会公共卫生护理组（Public Health Nursing Section of the American Public Health Association）定义"公共卫生护理是以改善社区健康为目标，集公共卫生科学和护理专业理论知识于一体的护理"。这一定义于 1996 年被修订为"公共卫生护理指运用护理学、社会学和公共卫生科学知识促进和保护人群健康的实践"。

二、公共卫生护理的特点

公共卫生护理是公共卫生服务中的一个重要专业领域，承担着促进和保护公众健康的任务，主要包括以下几大特点。

（1）注重全部人口的健康需要，包括不平等和亚群体的独特需要。

（2）采用全面、系统的方法评估人口健康状况。

（3）注意健康的多种决定因素。

（4）强调初级预防。

（5）在个人、家庭、社区和影响其健康系统的所有层面实施干预措施。

（申静静）

第二节　公共卫生护理的功能与目标

虽然公共卫生护理的服务范围较广，涉及健康教育、疾病预防、妇女与儿童保健、优生保健、居家护理、慢性病患者管理、传染病防治、环境卫生、营养与食品卫生、职业卫生和突发公共卫生事件等内容，但其主要的功能与目标是一致的。

一、公共卫生护理的功能

公共卫生护理的功能与公共卫生的功能紧密联系。马萨诸塞州公共卫生护士协会（The Massachusetts Association of Public Health Nurses，MAPHN）将公共卫生护理的功能划分为以下几项。

1. 预防疾病

公共卫生护理的目标是借助公共卫生的核心功能"评估、政策制定和保障"来维系社区健康。以人群为对象的干预措施强调预防。预防可以挽救生命和提高生活质量，其目标是通过"保护人们免受现存和潜在的健康威胁"来预防疾病的发生，包括一级预防、二级预防和三级预防。

2. 疾病调查 / 报告，病例管理

疾病调查 / 报告，病例管理是指疾病暴发时对病例的持续护理，与地区流行病学专家、医生等合作，在 24 h 内完成疾病调查和报告等。

3. 健康促进 / 保护

健康促进 / 保护是指关注环境、生活方式和行为因素对人群健康的影响，包括空气质量污染、化学物质暴露、危险废物、二手烟和生活方式的改变等。

二、公共卫生护理的目标

公共卫生护理的目标旨在强调预防和促进健康行为等来改善公众健康。

（申静静）

第三节 公共卫生护士的角色、核心能力与工作内容

公共卫生护士（public health nurse，PHN）指从事公共卫生护理实践的专业人员。公共卫生护士可运用卫生保健相关的临床知识和专业知识评估公共卫生问题，包括文化环境、历史、物理和社会因素等。公共卫生护士在母婴保健、免疫接种、突发公共卫生事件等方面发挥重要作用，也是护理研究和知识传播的重要力量。了解公共卫生护士的角色定位、核心能力和工作内容，对于公共卫生护士的培养有着重要的参考意义。

一、公共卫生护士的角色

公共卫生护理实践与医院的临床护理实践并非完全不同，公共卫生护士同样通过健康教育等措施促进人群健康和预防疾病。其独特之处在于，公共卫生护理实践不仅要照护个体，还需将公共卫生护理服务延伸到家庭、社区和全社会。根据公共卫生护理的概念，公共卫生护士的角色主要体现在以下几个方面。

（1）健康计划的制定者（health planner）。公共卫生护士要根据个体、团体、家庭和社区的需求和关注点，制定健康计划，并能解读和实施健康计划和程序。

（2）健康教育者、训练者和咨询者（health educator，trainer and counsellor）。公共卫生护士需要对健康相关服务资源进行宣传，在社区倡导健康计划，组织开展有关婚前保健、母乳喂养和免疫咨询等宣传教育活动。公共卫生护士需要识别和解读健康团队成员的培训需求，并为他们制定适当的培训计划，为社区其他卫生团队成员提供必要的培训或教育指导。

（3）社区组织者（community organizer）。公共卫生护士负责促进社区的发展，要组织实施社区发展活动，强调社区参与卫生服务的规划、组织、实施和评估。

（4）资源协调者（coordinator of service）。公共卫生护士通过社区和相关机构，负责协调卫生服务资源；并与其他健康计划和项目协调。

（5）照护者（provider of care）。照护者是公共卫生护士最基本的角色，即在社区、家庭、学校、诊所或其他场所，为不同需求的人群提供直接照护。

（6）健康监测者（health monitor）。公共卫生护士负责监测社区中的健康问题，利用各种有效的数据收集技术，密切关注所有受照护者的健康状况。同时，记录和报告社区的健康状况和存在的健康问题。

（7）研究者（researcher）。公共卫生护士通过调研和家庭访视等方式，系统地监测社区中存在的健康问题，利用各种有效的数据分析技术，开展社区人群健康问题的研究，提出健康促进的指导意见。

（8）变革推动者（change agent）。公共卫生护理的目标是促进和保护人群健康。通过公共卫生护士的努力，应促进和激励社区人群改变他们的健康行为和生活方式，使其能够促进并保持良好的健康，获得健康促进和保护的知识，并在健康服务方面具有主动性和独立性，以推动社区健康的发展。

二、公共卫生护士的核心能力

1988 年，由美国健康环境护士联盟（Alliance of Nurses for Healthy Environments，ANHE）、社区卫生护理教育者协会（Association of Community Health Nursing Educators，ACHNE）、公共卫生护士协会（Association of Public Health Nurses，APHN）和美国公共卫生协会公共卫生护理组组成四理事会联盟（Quad Council Coalition，QCC），代表护理专业团体积极投身于公共卫生护理教育和实践，其使命是"为公共卫生护士发声"。

2018 年 4 月，四理事会联盟制定了四理事会公共卫生护士核心能力（Quad Council Competencies for Public Health Nurses，QCC-PHN），包括以下 8 个领域。（1）评估和分析技能。（2）政策制定、项目规划技能。（3）沟通技能。（4）文化能力。（5）社区实践技能。（6）公共卫生科学技能。（7）财务规划、评估和管理技能。（8）领导力和系统思考技能。依据核心能力发展的状态分为三个层级，以指导三级实践：一级是前线人员 / 入门级别，二级是管理或监督级别，三级是高级管理或领导级别。公共卫生护士的核心能力应符合公共卫生护理的定义（APHA PHN，2013）和美国护士协会公共卫生护理实践的范围和标准。因此，公共卫生护士核心能力适用于各实践机构的不同层级水平，可用于指导和变革所有级别的公共卫生护理实践、教育、研究和政策。

三、公共卫生护士的工作内容

公共卫生护士的工作内容是在公共卫生的职能范畴下发展而来的。明尼苏达州卫生行政部门制定的公共卫生干预轮（Public Health Intervention Wheel，PHIW）所描述的工作内容覆盖了美国公共卫生的 10 项基本公共卫生服务内容。公共卫生干预轮将公共卫生护士的工作内容划分为 5 个模块，包括 17 项干预措施。其中 5 个模块具体包括：模块 1：监测、疾病和其他健康事件调查、推广、筛查、病例发现；模块 2：转诊和随访、病历管理、授权职能；模块 3：健康教育、咨询、会诊；模块 4：合作、联盟建设、社区组织；模块 5：宣传、社会营销、政策制定和执行。干预措施分为个人和家庭、社区、系统等 3 个干预层级。个人和家庭层级的干预措施侧重于改变个人的知识、态度、信念、做法和行为，主要面向个人或家庭或团体的成员；社区层级的干预措施侧重于改变社区的规范、态度、意识、做法和行为，面向社区内的整个人群，或者人群中的特定群体；系统层面的干预措施侧重改变宏观层面的组织、政策、法律和权力结构，重点并非直接针对个人和社区，而是针对影响健康的整个系统。在日本，公共卫生护士的工作内容包括掌握社区居民总体健康状况和问题；制定和实施保健、医疗、福利计划和政策；提供健康咨询；谋求管辖范围内保健、医疗、福利、环境、教育、劳动卫生等相关机构及人员的广泛合作。

（申静静）

第四节　公共卫生护士的资格认证与执业场所

为了选拔更多优秀的公共卫生护士，同时通过法律保护和肯定公共卫生护士的身份地位，各国设立了公共卫生护士的资格认证制度，并提供了适合公共卫生护士的执业场所。

不同国家公共卫生护士的资格认证制度存在差异。在美国，由美国护士资格认证中心（American Nursing Certification Center，ANCC）为高学历护士提供公共卫生护士执业资格认证。公共卫生护士一般需要护理学专业副学士学位（associate's degree in nursing，ADN）或护理学学士学位（bachelor of science in nursing，BSN）。公共卫生护士资格须具有护理学学士学位，同时具有 1 年以上专业实践经验。公共卫生护士资格考试的内容包括：公共卫生循证实践、交流、领导力、法律与伦理、公共卫生生物学与人类疾病风险、合作与伙伴关系、项目计划与评估、项目管理、公共卫生政策、健康公平与社会公正，这 10

部分内容各占 10%。在日本，"保健师"即为公共卫生护士，已形成较为成熟的保健师资格考试制度。学生需要完成 1 年以上的保健师课程学习，毕业后通过全国护士资格考试和保健师资格考试，才能从事保健师工作。保健师资格考试科目包括公共卫生护理学、流行病学、保健统计学及保健医疗福利行政论。

　　公共卫生护士的执业场所与公共卫生护理服务对象有关，几乎覆盖了医院之外的大多数社会场所。美国护士注册网站推荐的执业机构包括县卫生局（county health departments）、市卫生局（city health departments）、联邦卫生相关组织（federal health-related organizations）、私人公共卫生机构（private public-health agencies）和提供医疗服务的流动单位（mobile units providing health care services）。公共卫生护士可以作为各级政府、社区和其他非政府服务组织、基金会、政策智囊团、学术机构及其他研究机构等不同类型机构和组织中的成员或跨专业团队的领导人，从事促进和保护人群健康的实践活动。越来越多的公共卫生护士从事全球公共卫生服务，可促进全球互联互通。

（申静静）

第七章　慢性病患者健康护理

随着我国工业化、城镇化、人口老龄化进程不断加快，居民的生活方式、生态环境、食品安全状况等对健康的影响逐步显现，慢性病发病、患病和死亡人数不断增多，群众慢性病疾病负担日益沉重。慢性病影响因素的多样性、复杂性决定了防治任务的长期性和艰巨性，对慢性病的防治只有以公共卫生的视野来应对才有可能获得理想的效果。从国外护理行业发展和我国社会发展的实际情况来看，公共卫生护理在慢性病防控工作中起到了重要作用。

第一节　概述

非传染性慢性病（non-communicable chronic disease，NCD）简称慢性病，其存在的时间与人类历史一样久远，但取代急性传染病成为影响人类健康的主要问题的时间并不长。随着慢性病在疾病谱和死亡谱中所占比重的逐步上升，近百年来已逐渐引起人类社会的重视。

一、慢性病的概念、分类及特点

（一）慢性病的概念

慢性病是对一类起病隐匿、病程长且病情迁延不愈、缺乏明确的传染性生物病因证据、病因复杂或病因尚未完全确认的疾病的总称，主要指以心脑血管疾病（如高血压、冠心病、脑卒中等）、糖尿病、恶性肿瘤、慢性阻塞性肺疾病（如慢性气管炎、肺气肿等）、精神异常和精神病等为代表的一类疾病。

（二）慢性病的分类

按照国际疾病分类法（ICD-10）的标准，常见慢性病分为以下几类。

（1）精神和行为障碍，如阿尔茨海默病、焦虑、强迫、抑郁等。

（2）呼吸系统疾病，如慢性阻塞性肺疾病等。

（3）消化系统疾病，如慢性胃炎、消化性溃疡、脂肪肝等。

（4）循环系统疾病，如高血压、冠心病、脑血管疾病等。

（5）内分泌、营养代谢性疾病，如糖尿病、血脂异常、营养缺乏等。

（6）肌肉骨骼系统和结缔组织疾病，如骨关节病、骨质疏松等。

（7）恶性肿瘤，如肺癌、肝癌、食管癌等。

（三）慢性病的特点

（1）一果多因、一因多果、一体多病。一果多因是指一种慢性病往往由多种因素共同作用所致。一因多果指同一个病因可导致多种疾病，心脑血管疾病、糖尿病、恶性肿瘤、慢性阻塞性肺疾病等常见慢性病具有共同的病因，如不合理膳食、缺乏体力活动、吸烟、饮酒等。一体多病是指由于慢性病具有共同的危险因素，慢性病患者容易同时罹患一种以上的疾病。

（2）发病隐匿、潜伏期长。发病初期症状不明显，往往难以判断明确的发病时间。

（3）病程长。大多数慢性病的病程较长，甚至是终生患病。

（4）可预防。与慢性病相关的一些危险因素是可以预防的，如通过改善环境、行为等因素都可有效预防慢性病。

（5）不可治愈。大多数慢性病的病因复杂或尚未明确，目前还不能治愈，主要是对症治疗，以减轻症状、预防伤残和并发症。

（6）对生活质量影响大。因慢性病病程长，不可治愈，且许多患者一体多病，所以对患者生活质量的影响较大。

二、慢性病的危险因素

慢性病的主要危险因素包括环境因素、行为因素和不可改变因素。其中，环境因素和行为因素是可以改变的，而性别、年龄、遗传等因素是不可改变的。

（一）环境因素

环境因素包括自然环境、社会环境和心理环境。

（1）自然环境。自然环境为人类的生存提供了必要的物质基础，但某些地区的特殊环境因素可能会导致生活在此的居民出现慢性病，即"地方病"。空气污染、噪声污染、水污染等破坏了生态平衡和人们正常的生活条件，对人体健康产生直接、间接或潜在的危害，其中许多肺部疾病、恶性肿瘤等慢性病的发生都与自然环境密切相关。

（2）社会环境。国家的政治体制、经济发展水平、社会文化等决定了卫生政策、卫生资源配置、医疗资源的可利用程度、个人的受教育程度等社会因素，这些都会对慢性病的发生发展产生影响。

（3）心理环境。心理因素也是重要的致病因素。长期精神压力过大会导致人的心理状态失衡或神经系统功能失调，从而对健康产生不良影响。

（二）行为因素

（1）吸烟。烟草中含有苯和焦油及多种致癌物质，吸烟是恶性肿瘤、慢性阻塞性肺疾病、冠心病、脑卒中等慢性病的重要危险因素，吸烟者心脑血管疾病的发病率比不吸烟者高 2～3 倍。烟草危害是当今世界严重的公共卫生问题之一，WHO 已将烟草流行作为全球最严重的公共卫生问题并列入重点控制领域。

（2）过量饮酒。过量饮酒可增加脑卒中和原发性高血压的危险性，也可增加某些癌症的发病率。过量饮酒和吸烟的协同作用可使多种癌症的发病率显著增加。

（3）不合理膳食。不合理膳食具体表现为膳食结构不合理、不良的饮食习惯、烹饪方法不当等。高盐饮食与高血压密切相关，高热量、高脂肪饮食是动脉粥样硬化、高脂血症的首要因素，低膳食纤维与消化系统疾病多与肠道疾病有关。

（4）缺乏体力活动。现代生活方式的转变和交通工具的便利，使得生活中很多体力劳动被取代，人们在生活和工作中经常久坐，体力活动减少；再加上热量摄入增加而消耗减少，使得超重和肥胖的人数增加，而超重和肥胖是引发高血压、糖尿病等诸多慢性病的重要危险因素。

（三）不可改变因素

不可改变因素包括性别、年龄、遗传等因素。目前的医疗条件无法改变这些因素。例如，多数常见慢性病的发病率与年龄成正比，年龄越大，患病率越高。

三、慢性病的流行病学特点

（一）主要慢性病患病率不断上升，带病生存人群规模持续扩大

近几十年来，我国成年人慢性病患病率迅速上升。据《中国居民营养与慢性病状况报告（2020 年）》显示：截至 2020 年，我国 18 岁及以上居民高血压患病率为 27.5%，2015 年为 25.2%，上升 2.3%；糖尿病患病率为 11.9%，2015 年为 9.7%，上升 2.2%；40 岁及以上居民慢性阻塞性肺疾病患病率为 13.6%，2015 年为 9.9%，上升 3.7%。

（二）慢性病死亡率总体下降，但在死因构成中所占比例不断增加

《中国居民营养与慢性病状况报告（2020 年）》显示：2019 年我国居民因心脑血管疾病、癌症、慢性呼吸系统疾病和糖尿病四类重大慢性病导致的过早死亡率为 16.5%，与 2015 年的 18.5% 相比，下降 2 个百分点，然而心血管疾病、恶性肿瘤及慢性阻塞性肺疾病死亡在死因构成中所占比例大幅上升。2019 年死因监测数据显示：在三大类疾病（第一大类为传染病、母婴疾病和营养缺乏性疾病，第二大类为慢性病，第三大类为伤害）死亡原因构成中，慢性病死因构成比占到 88.46%，占比逐年递增。

（三）慢性病相关医疗费用持续增长，造成的社会经济损失巨大

慢性病病程迁延，所带来的病痛和伤残不仅严重影响患者和家属的生活质量，而且对家庭和社会带来极大的经济负担。我国与慢性病有关的医疗费用的上升速度已超过国民经济和居民收入的增长，社会经济损失巨大。以超重和肥胖这一慢性病危险因素为例，全球疾病负担（Global Burden of Diseases，GBD）数据库信息显示：2019 年中国仅归因于高 BMI 的心血管疾病死亡人数为 54.95 万，11.98% 的心血管疾病死亡归因于高 BMI，中国超重和肥胖导致的直接医疗费用为 84 亿～239 亿美元，间接医疗费用为 626 亿美元。

（四）慢性病相关危险因素流行水平总体呈现上升趋势或居高不下

吸烟、饮酒、不合理膳食、缺乏锻炼等不良生活习惯的流行水平总体呈现上升趋势或居高不下。北京市卫生健康委员会发布的《北京市第三次成人烟草调查》显示：2019 年北京市成人吸烟率为 20.3%，相比 2014 年《北京市控制吸烟条例》实施前，成人吸烟率下降 3.1 个百分点，但年均下降率仅 0.62%。另外，不合理膳食模式普遍存在，《中国居

民营养与慢性病状况报告（2020年）》显示：6岁以下儿童超重率和肥胖率分别为6.8%和3.6%，6～17岁儿童青少年超重率和肥胖率分别为11.1%和7.9%，18岁及以上居民超重率和肥胖率分别为34.3%和16.4%，成年居民超重肥胖率超过50%。近20年来，我国居民总体身体活动量逐年下降，成年居民职业性、家务性、交通性和休闲性身体活动总量逐年减少。成人缺乏规律自主运动，静坐时间增加，平均每天闲暇屏幕时间为3 h。在能量摄入不变情况下，身体活动量降低是造成人群超重肥胖率持续增高的主要危险因素。

（申静静）

第二节　慢性病的预防控制

慢性病一旦出现很难治愈，甚至许多慢性病是终生性疾病，但慢性病的诸多致病危险因素是可预防的，因此，对慢性病的防控根本在于预防。

一、慢性病预防控制理论

（一）慢性病管理模型

国际上应用最广的慢性病管理领域的理论模型为慢性病管理模型（chronic care model，CCM）。从应用的疾病领域来看，目前CCM在糖尿病管理中的应用最为广泛。此外，在高血压、哮喘、抑郁症、儿童肥胖、慢性阻塞性肺疾病等疾病防控中也引入了该模型；在一些健康行为干预上，如控制烟草使用、酒精滥用等方面，CCM也发挥了极大作用。

CCM注重以患者为中心，提供及时有效、协调连续、保证安全和质量的循证管理措施；在积极的社区资源和政策环境中开展慢性病管理；在完善的卫生医疗服务体系的支持下，关注患者自我管理支持、医疗服务提供系统支持、决策系统支持与临床信息系统支持四个方面；强调患者知情并主动参与，医疗服务团队准备完备并积极实践，以及两者间的有效互动协作；促进完善前期的慢性病筛选、中期的疾病管理以及后期的并发症管理，从而改善患者健康。

（二）创新型慢性病管理框架

2002年，WHO提出创新型慢性病管理框架（innovative care for chronic conditions framework）。该框架强调循证决策、系统整合、适用灵活，以预防为主，以质量为重，以人群而非个体为关注重点，构建宏观、中观、微观三个层面的交互模型；提出慢性病管理需要在一个积极的宏观政策环境下，通过相应的立法、领导、合作、政策整合、财务支持、人力分配等手段，促进中观层面医疗服务组织和社区机构来帮助微观层面的患者及其家人进行慢性病的有效管理。

二、国外慢性病预防控制体系

各国的医疗体系和体制不尽相同，相对而言，发达国家在慢性病的预防控制的共同特点包括：政府主导、重视初级卫生保健和基层医疗、重视健康教育和健康宣传。

（一）美国的慢性病预防控制体系

美国通过研究发现了心脑血管疾病等多种慢性病的危险因素，确定了高血脂、高血压、缺乏锻炼等共同危险因素，并制定了控制血脂和血压、经常锻炼等疾病预防控制指导方针。美国疾病预防控制中心是主要的慢性病防控工作的主导部门，承担慢性病防控政策的制定任务和防控工作的指导与协调工作；政府部门、医学研究机构、医院和社区共同开展健康教育；预防工作人员、临床医务人员和健康教育专业人员是健康教育的主要承担者；以学校和社区为基地，针对青少年和社区工作人员以及群众开展健康教育。

（二）英国的慢性病预防控制体系

英国的慢性病预防控制体系主要依托其建立的全民医疗保健服务体系。全民医疗保健服务体系建立之初的理念就是要建立一个从预防、治疗到康复综合全面的医疗卫生服务体系。英国国家医疗服务体系保障范围包括预防服务，重视全民健康，侧重初级医疗保健，对慢性病早期诊断和防治有重要作用。基层的全科医生提供的一级和二级预防对控制慢性病起到了积极的作用。

（三）日本的慢性病预防控制体系

日本制定了国民健康增进的基本方针。日本没有类似中国省（区、市）疾病预防控制中心的机构，慢性病防控采取国家统一立法规定，地方自治体（市町村）具体实施的方式，由医疗保险公司委托医疗机构或民间公司对 40 ~ 74 岁的投保人每年实施一次特定健康检查，根据体检结果，由基层保健专业人员针对不同的对象进行特定保健指导。医疗保险公司的商业本性促使其特别重视慢性病的一级预防，以降低医疗总费用，获得最大收益。投保人的个人投保费用与其健康状况挂钩，激励其遵从特定保健指导，以降低投保费用。自2008年4月起，日本慢性病的防控以"特定健康检查和特定保健指导"模式展开。由医疗保险机构（国保和社保）对40～74岁的投保人，根据特定健康检查计划规定的内容，委托医疗机构每年实施健康检查；根据特定健康检查的结果，筛选出目标人群，由专业保健师对不同对象实施相应的特定保健指导。特定健康检查和特定保健指导在一般诊所即可实施，由专职医生、专职保健师、专职营养师等具有特定保健指导资格的人员进行。

（四）国外慢性病预防控制体系中公共卫生护士的职责

各国对慢性病预防控制体系中公共卫生护士的职责定位存在较大差异。通常而言，国外公共卫生护士的角色模式分为基层健康照护服务提供者和群体导向的社区照护者。美国的公共卫生护士在慢性病预防控制体系中更多地扮演前者角色，对个人或家庭提供直接的护理服务，重点在于开展慢性病的二级和三级预防；加拿大的公共卫生护士更多地承担后者角色，以社区为对象，强调提高社区应对慢性病的能力、协调慢性病患者管理机构与组织、开展群体的健康教育和健康促进，重点在于开展慢性病的一级和二级预防。

三、我国慢性病预防控制体系

（一）慢性病预防控制机构网络

近几十年来，我国慢性病防控体系已经逐步形成，是以中国疾病预防控制中心、国家癌症中心、心血管病中心为指导，以基层医疗卫生机构为网底，各级疾病预防控制机构和医疗卫生机构为依托的多层次、多维度的防控网络，强化以政府为主导、以基层为重点，开展慢性病监测、干预与评价等工作。

（二）慢性病预防控制策略

随着我国慢性病防控工作的不断推进，适应我国国情的慢性病防控策略逐步形成，其核心内容可总结如下几点。

1."123 目标"

"123 目标"即"1 升 2 早 3 降"。"1 升"指提高居民的健康行为，"2 早"指早发现和早治疗，"3 降"指降低慢性病的发病率、致残率及死亡率。

2."333 措施"

"333 措施"即面向 3 类人群（一般人群、高危人群、患病人群）、运用 3 种手段（健康促进、健康管理、疾病管理）以及关注 3 个环节（控制危险因素、早诊早治、规范性治疗）。

3."444 重点"

"444 重点"即 4 种主要慢性病（心脑血管疾病、恶性肿瘤、糖尿病和慢性呼吸系统疾病）、4 种主要生物危险因素（血压升高、血糖升高、血脂升高和超重 / 肥胖）和 4 种主要行为危险因素（烟草使用、不健康膳食、身体活动不足和过量饮酒）。

（三）慢性病预防控制措施

1. 慢性病及其危险因素监测和评估

我国心脑血管疾病、恶性肿瘤、慢性阻塞性肺疾病等重大慢性病监测体系已经初步建立，死因登记系统、中国成人慢性病与营养监测和中国儿童与乳母营养健康监测均已覆盖全人群和全生命周期。

2. 高危人群分级管理

对高危人群尤其是原发性高血压和糖尿病现有患病病例的管理，是我国慢性病防控的重点。以高血压分级管理为例，基本流程是获得社区人群的基本健康信息如高血压史、家族史、实验室检查、体格检查、治疗情况等信息，依据 WHO 标准，将高血压患者筛选出来，建立健康档案，并依据《中国高血压防治指南》的要求，根据心血管病风险分层，将高血压患者分为一级、二级、三级；建立社区医生与心血管病专家共同参与的高血压社区分级管理模式，分别给予不同频度和强度的健康教育，血压测量和血常规、尿常规、血糖、血脂、肝肾功能、心电图、眼底等医学检查，以及行为干预、规范用药和随访等，并根据患者血压改变情况每年调整一次管理级别。

3. 慢性病综合干预

为有效促进我国慢性病预防与控制工作，我国组织协调社会保障、卫生、财政、宣传、商业、教育、人事、立法和执法，以及农业和食品等多个部门开展了多项慢性病综合干预措施，如世界银行贷款疾病预防项目健康促进子项目（1996—2002 年）、慢性非传染性疾病社区综合防控示范点项目（1997年）、全民健康生活方式行动（2007年）、国家慢性病综合防控示范区创建工作（2009年）、慢性病患者自我管理小组（2019年）等。这些综合干预措施已取得了明显效果，并随着相关法律法规制度和防控机制的完善而不断加强。

（申静静）

第三节 慢性病的公共卫生护理服务

慢性病对人类健康的威胁日益突出，已成为全球性的公共卫生问题。慢性病的致病危险因素众多，且大多是源自社会、文化、生活方式、环境等因素，因此，对慢性病的预防控制不能只着眼于患者个体的干预，必须从公共卫生的角度提供服务才能起到根本性的作用。慢性病的公共卫生护理工作在发达国家已较为成熟和完善，我国的慢性病公共卫生护理体系也已初步形成规模。

一、慢性病的公共卫生护理服务范围

（一）促进重点人群预防保健工作

1. 妇女保健工作

妇女保健工作以女性生殖健康为核心，各级疾病预防控制部门采取相应措施促进医疗机构和基层医疗卫生服务机构为居民提供生殖健康教育与咨询服务，对产妇进行产前监控与支持，提倡与呼吁实施母乳喂养，促进产后恢复，降低异常妊娠风险。

2. 儿童保健工作

儿童保健工作以促进儿童的正常生长与发育为核心，加强儿童生长发育检测，促进政府制定、完善儿童保护法律法规，以家庭和学校为核心开展健康教育和健康促进，重点改善儿童营养不良状态，既保证儿童的合理营养，又要降低儿童肥胖率，增强儿童体质。

3. 老年人保健工作

老年人保健工作以促进医养结合为核心，协助政府制定各项相关政策，协调政府各部门、社会机构参与老年人的保健工作，促进社区因地制宜地加强养老服务和老年医疗服务，形成"老有所养、老有所医、老有所为、老有所学、老有所教、老有所乐"的"医养结合"

服务体系。

（二）预防慢性病的演变及加重

以生物—心理—社会医学模式为指导，在全社会开展慢性病的三级预防工作。针对慢性病的共同危险因素，开展如下预防工作：促进立法和政府部门继续加强社会控烟工作，尤其是降低烟草对青少年的危害；建议相关部门采取各种措施，如财政、税收等政策，加强有益于健康促进的社会环境和生活环境建设；协助社区开展各项健康教育活动，提高人群健康素养。

（三）医疗及健康信息的整理与分析

收集汇总服务范围内的各级各类医疗与健康信息，以及经济社会发展信息，研判人群慢性病现状与发展趋势，探索分析当地慢性病危险因素，为政府等相关部门制定预防控制政策和基层卫生服务机构开展慢性病防控工作提供科学依据。

二、慢性病健康教育与健康促进

1. 开展慢性病防治全民教育

建立健全健康教育体系，普及健康科学知识，教育引导群众树立正确健康观。卫生行政部门组织专家编制科学实用的慢性病防治知识和信息指南，并向社会发布，广泛宣传合理膳食、适量运动、戒烟限酒、心理调适等健康科普知识，规范慢性病防治健康科普管理。充分利用主流媒体和新媒体开展形式多样的慢性病防治宣传教育，根据不同人群特点开展有针对性的健康宣传教育。深入推进全民健康素养促进行动、健康中国行动等活动，提升健康教育效果。

2. 倡导健康文明的生活方式

创新和丰富预防方式，贯彻零级预防理念，全面加强幼儿园、中小学营养均衡、口腔保健、视力保护等健康知识和行为方式教育，实现预防工作的关口前移。鼓励机关、企事业单位开展工间健身和职工运动会、健步走、健康知识竞赛等活动，依托村（居）委会组织志愿者、社会体育指导员、健康生活方式指导员等，科学指导大众开展自我健康管理。发挥中医治未病优势，大力推广传统养生健身法。推进全民健康生活方式行动，开展"三减三健"（减盐、减油、减糖，健康口腔、健康体重、健康骨骼）等专项行动，开发推广健康适宜技术和支持工具，增强群众维护和促进自身健康的能力。

三、慢性病患者的健康管理

健康管理（health management）是对个人及人群的健康危险因素进行全面监测，分析、评估、预测、预防、维护和发展个人健康技能的全过程。其实质是发现和排查个人和群体存在的健康危险因素，提出有针对性、个性化的个体或群体健康处方，帮助其保持或恢复健康。慢性病健康管理是一项重要的基本公共卫生服务，也是公共卫生护理的主要工作内容。

（一）慢性病患者健康风险评估

健康风险评估是健康管理的核心环节，是对个人及人群的健康状况及未来患病和死亡危险性的量化评估。

1. 确定慢性病危险因素

慢性病的发生和发展往往是由某个或某些危险因素长期作用的结果，确定慢性病危险因素是预防与控制慢性病的核心问题，针对慢性病的公共卫生护理工作首先需确定导致慢性病发生发展的危险因素。

2. 确定危险因素的分布水平

不同的人群中，慢性病的危险因素包括职业、年龄、性别、种族等，各因素存在的种类和强度不同。研究慢性病的危险因素在每个人群中的分布水平，有助于确定高危人群。采用"重点人群"的干预策略是达到慢性病防控目标的卫生经济学要求。

3. 健康危险度评估

健康危险度评估（health risk assessment）是一种研究致病危险因素和慢性病发病率及死亡率之间数量依存关系及其规律性的技术。它将污染、生活方式等因素转化为可测量的指标，预测个体在一定时间发生疾病或死亡危险的概率，同时估计个体降低危险因素的潜在可能，并将信息反馈给相关机构和个体，开展有针对性的一级和二级预防。

（二）慢性病患者健康管理的内容

1. 筛查

筛查（screening）是运用快速、简便的实验室检查方法或其他手段，主动地从表面健康的人群中发现无症状患者的措施。其目的主要包括：发现某病的可疑患者，并进一步进行确诊，达到早期治疗的目的，以此延缓疾病的发展，改善预后，降低死亡率；确定高危人群，并从病因学的角度采取措施，延缓疾病的发生，实现一级预防；了解疾病的自然史，开展疾病流行病学监测。

2. 随访

随访（follow-up）是医院或社区卫生服务中心等医疗机构对曾在本机构就诊的患者在一定时间范围内的追踪观察，以便及时了解其病情的变化，合理调整治疗方案，提高社区慢性病患者的治疗依从性。

3. 分类干预

做好卫生资源的信息收集，包括疾病监测及卫生人力监测，进行分类干预（classified intervention）。分类干预包括用药、控烟、限酒、加强体育锻炼、合理膳食及保持适宜的体重等，从而降低患病率、提高知晓率，加强疾病的控制。同时，进行社会不良卫生行为调查，为卫生行政部门提供决策依据。

4. 健康体检

健康体检（health inspection）是在现有的检查手段下开展的对主动体检人群所做的系统全面检查，是社会的健康人群和亚健康人群采取个体预防措施的重要手段。健康体检是以人群的健康需求为基础，基于早发现、早干预的原则设计体检项目，并可根据个体年龄、性别、工作特点、已存在和可能存在的健康问题进行调整。

（三）慢性病患者健康管理的考核指标

慢性病患者健康管理的具体考核指标包括社区慢性病患病率、重点疾病患者签约率、社区慢性病患者健康管理率、社区慢性病患者规范管理率、社区慢性病患者疾病控制率等。

四、公共卫生护士在慢性病患者健康管理中的功能

（一）促进制定较为完善的公共卫生政策

鼓励并支持社区相关部门所提出的有关公共健康政策的倡议和宣传，并教育和鼓励社区卫生机构中各级部门能够积极参与公共卫生政策的制定，强化各部门合作关系，并对实施的卫生政策进行正确评估。

（二）促进建立优质卫生服务

指导和帮助有关部门对社区的需求及优势进行正确评估，并提供咨询途径，从而促进卫生保健资源的合理应用，并吸引其他部门共同参与。

（三）加强社区行动

动员社区内个人及家庭共同参与到社区的发展工作当中，促进其发展与支持社区自我保健服务工作，从而建立起一个和谐的健康社区网络。

（四）促进社区护士提高公共卫生护理专业技能

提高社区护士的基本公共卫生服务技能，对社区成员提供有利用价值的信息，鼓励其采取个人行动，并做出合理的选择，使其达到躯体及精神的最佳状态。

（申静静）

第四节 老年慢性病人群的公共卫生护理

随着科学技术和医疗卫生事业的发展，人民生活水平不断改善，人类寿命不断延长，社会人口老龄化日益加重。世界人口的快速老龄化，对社会养老保障及老年人医疗、长期照护等提出了严峻挑战。如何维持和促进老年人健康，尽可能地延长老年人的自理能力，提高老年人的生命质量，是公共卫生护理面临的重大课题。

一、老年人慢性病患病特点

（一）患病率高

调查资料显示，老年人的两周患病率为 25%，慢性病患病率为 54%，住院率为 61%，均高于其他年龄人群。

（二）发病缓慢，临床症状不典型

慢性病的发生发展缓慢，早期症状不易觉察，老年人因机体老化、脏器功能衰退，反应也不敏感，临床症状表现与疾病严重程度往往不符，因此容易贻误诊断和治疗的最佳时机。

（三）多种疾病共存

老年人可能同时罹患多种疾病，并且共存疾病的数量通常随年龄增长而增加，这使疾病的治疗、用药、康复变得极为困难。

（四）病史不清

慢性病病程长，老年人反应不敏感，加之老年人记忆力减退及心理改变，对病史的描述往往不太可靠，对危险因素的发现和后续的干预带来很多困难。

（五）后遗症发病率高

老年人因身体机能下降，疾病的康复更为困难，往往累及多个脏器，容易出现并发症和后遗症，如长期卧床容易出现肌肉萎缩、压力性损伤等。

二、老化的相关理论及其在公共卫生护理中的应用

从生物学角度来看，老化（aging）指生物体生长发育到成熟期以后，随着年龄的增长，在形态结构和生理功能方面出现的一系列退行性变化及机体功能的逐渐丧失。老化的生物学理论对衰老机制已经有诸多学说阐述，但对于老年人群的健康尤其是慢性病的防控工作而言，老化的社会学理论对公共卫生护理的指导意义更大。

（一）撤退理论

撤退理论（disengagement theory）最早由卡明（Cumming）和亨利（Henry）于1961年在《变老》一书中提出，后经其他社会学家、老年学家发展完善。撤退理论概括了老年人口参与社会生活的总趋势，是有影响力的老年社会学理论。

1. 撤退理论的主要观点

（1）老年人与社会相互脱离具有代表性。撤退的主要形式有两个方面，一是来自社会方面的撤退，即社会通过一定的退休制度，使老年人口退出原来从事的工作单位；二是来自个人的撤退，即人在成年期形成的各种社会关系，在进入老年期后逐渐从原有的社会角色中撤退，以适应老年期的社会生活。

（2）撤退过程有生物和心理的内在原因并且不可避免。伴随着老化，老年人体力、智力衰退，记忆能力、创造性思维能力及参与社会的活动能力下降，再加上社会对老年人

角色期待的影响，老年人自身接受撤退或按撤退规则来指导自己的行为是合情合理的，也是必然的。

（3）撤退过程不仅使老年人欢度晚年，同时也是社会的需要。伴随着衰老，老年人参与社会活动减少，撤退成为一个自我循环的过程。社会也须采取一定的撤退措施，将权限由老年一代转交给成年一代。老年人在原有的社会角色中撤离，成年人的生活得到满足，老年人与社会相互疏远的过程，保证了个人的满足感和社会制度的延续性。当个人或社会不准备撤离时，可能会产生一种脱节现象，但在大多数情况下，社会首先倡导撤离。

2. 撤退理论在公共卫生护理中的应用

公共卫生护士可建议并帮助社会建立起与老年人撤离同步的社会撤退机制，使个人与社会处于一种和谐状态。公共卫生护士在健康教育中可利用撤退理论，促进老年人在社会机制下提前做好撤退准备，从心理上接受撤退现实，并做好撤退后的准备，以适应社会角色变迁，避免离退休综合征的发生。

此外，除了离退休这样一个跨度较大的角色变迁之外，老年期还将面临其他角色的变换，如丧偶、患病、失能等情况，老年人还需不断从原有角色中撤退。对于如何选择新角色功能，撤退理论可提供较好的理论指导。

从社会角色中撤退是一个动态过程，有些老年人虽然离开了工作岗位，但仍希望有一定的空间发挥他们的社会作用。因此，社会应创造一定的活动条件，组建老年人活动组织，如老年人志愿服务组织、老年人书画协会等，帮助老年人继续参与社会活动，满足老年人的社会心理需要，逐步减少并最终撤出社会生活。

（二）活动理论

活动理论（activity theory）由以欧内斯特·伯吉斯（Ernest Burgess）为代表的社会学家们逐步发展起来。与撤退理论相反，该理论认为老年人若要获得使他们感到满意的老年生活，就必须维持足够的社会活动。

1. 活动理论的主要观点

（1）大多数老年人仍然保持活动和社会参与。活动理论认为社会与个人的关系在中年期和老年期并没有截然不同，老年期同样有活动的愿望。一个人只要在生理上和心理上有足够的能力，便可以扮演其角色、履行其义务。

（2）活动是老年人生活的需要。维持或开展适当的体力、智力和社会活动，可促进老年人晚年生活幸福。活动理论强调参与活动、与社会互动，认为老年人应该积极参与社会，用新的角色取代因丧偶或退休而失去的角色，通过新的活动参与、新的角色替代改善老年人因社会角色中断所引发的情绪低落，将自身与社会的距离缩小到最低限度。

（3）老年人有责任保持自身的活动程度。老年人退休后的社会角色及其社会发展都依赖于老年人自己的活动程度，老年人有责任保持自己的活跃程度。新角色的建立要靠老年人自身的努力，而不是社会提供更多的机会，让老年人去保持自己的社会活跃程度。

2. 活动理论在公共卫生护理中的应用

（1）协助开创其他补偿性角色来取代失落的角色。由于现实生活往往剥夺了老年人期望扮演社会角色的机会，使得老年人活动的社会范围变窄，活动程度变小，从而使老年人对自身存在的价值产生迷茫，因此，应有补偿性的活动来维持老年人在社会及心理上的适应。社区应有针对性地开展健康服务，指导老年人参与社区活动，如老年人参与活动中心、老年大学、老年服务中心、志愿者组织等的活动。

（2）尽可能长地维持老年人的活动能力。活动是保证老年人生活质量的基础，公共卫生护理服务应从人群心理上充分调动老年人的主观能动性；从身体功能上做好保健和康复服务；提供必要的辅具和设施，帮助老年人参与社区活动，维持老年人身体健康。另外，对于"活动"的理解，并不仅仅指躯体的行为活动，也包括心理活动。

（三）社会情绪选择理论

由于年龄增长，老年人的生理和某些心理功能呈现下降趋势，尤其是认知能力趋于减退，但老年人在情绪方面并不像认知能力那样表现出减弱的趋势。个体在身体健康、认知能力等方面下降，而情绪及幸福感却维持在较高水平的矛盾现象被称为"老化的悖论"（paradox of aging）。以斯坦福大学的劳拉·卡斯滕森（Carstensen）教授为代表的学者提出了社会情绪选择理论（socioemotional selectivity theory）。

1. 社会情绪选择理论的主要观点

（1）老年人偏向于选择以情绪管理为目标。人类的社会目标分为知识获得目标和情绪管理目标。一般而言，年轻人察觉到未来时间比较充裕，优先选择以获取知识为目标。而老年人则相反，偏向于选择以情绪管理为目标。情绪管理目标旨在控制复杂的情绪状态，关注生命的意义和情感的亲密性，表现为回避消极情绪状态，趋向积极情绪状态。

（2）老年人偏向于选择较小的社会关系网络。老年期个体的社会网络会逐渐缩小，情绪亲密的社会伙伴会继续维持，而次要的社会伙伴慢慢会被排除在外。年龄越大，越趋向于与相对亲近的人保持联系，如家庭成员、亲密朋友等。研究证实，家庭支持和朋友支持对提高老年人的主观幸福感和生活满意度有重要作用，而且家庭支持比朋友支持的作用更大，特别是在情感支持上。

（3）老年人更重视积极情感体验。个体越接近人生终点，就越关注社会互动的质量，越有目的地改善社会关系中的情感成分，也越关注事件中的积极信息，关注自己的情绪满意度。如果老年人不太关注将来，则退休、死亡之类的事件不会对他们造成过大的负面影响。

2. 社会情绪选择理论在公共卫生护理中的应用

（1）重视与老年人的情感交流。在老年人社区健康管理中，在健康知识学习、健康行为建立的健康教育干预方面，应特别重视老年人对情感交流的需要。例如，对于戒烟带来的不确切的好处与吸烟带来的实际身体和人际交流情感上的体验相比，权衡未来时间的有限性，老年人往往选择后者而拒绝戒烟。在老年人戒烟干预上，需要对戒烟带来的不良体验予以补偿，包括生理上和情感上的补偿，重视情绪管理策略，才能促进健康目标的达成。

（2）加强社区支持。随着家庭的小型化，空巢老人、独居老人增多，社区活动、邻里互助为老年人提供了一定的社会活动空间，促进老年人建立一定社交网络，补偿家庭支持的不足。

三、老年慢性病人群的公共卫生护理目标

（1）增强老年人自我照顾能力。增强自我照顾能力是老年人护理始终贯彻的一个理念，是提高老年人生活质量的保证。

（2）延缓恶化和衰退。加强筛检和健康风险评估，尽早发现老年人器官功能退化和慢性病患病情况，消除或减少健康危险因素，降低发病率，预防并发症。

（3）提高生活质量。协助老年人参与各种社会活动，并提供必要的帮助，使老年人在娱乐、社交、心理及家庭各方面的需要获得满足，以提高老年人的生活质量。

（4）维持濒死患者的舒适及尊严。促进安宁疗护的发展，对濒死老年人给予更多的身体、心理、社会支持，缓解疼痛，增加舒适度，让老年人能安详而宁静地离开人世。

四、公共卫生护士在老年慢性病患者护理中的作用

公共卫生护士是老年保健的重要力量，负责协调社会资源，组织并实施社区老年人健康教育计划、培训老年服务人员、参与老年保健的总体规划等工作。在降低慢性病发病率，提高慢性病管理率，减少并发症，维护老年慢性病人群的生命质量等方面发挥重要作用。

（1）老年人健康教育。老年人健康教育主要由社区承担。公共卫生护士需要根据社区老年人口的组成特点、患病情况、社区经济、文化环境、生活习俗以及社区卫生资源等，在社区内向老年人开展健康教育，使老年人树立健康意识，获得健身防病及治疗康复知识，改变不良行为，减少行为危险因素。

（2）指导培训。老年人家属、照护者、为老年人服务的志愿者、养老护理员、社会工作者需要掌握有关老年护理知识及一般护理技能，社区护士要承担相应的培训和指导工作。公共卫生护士应对社区护士开展业务指导，提高其健康教育和咨询指导能力。

（3）组织协调。老年慢性病管理工作需要协调多部门开展工作，除社区外，还需要卫生部门、民政部门等多部门的相互配合。公共卫生护士在老年慢性病管理工作中扮演组织管理角色，要协调各方关系，并与社区工作人员合作，对人员、物资及各种活动进行指导和安排。

（4）研究工作。公共卫生护士需要有敏锐的观察力，以发现社会中的环境问题、家庭问题、威胁健康的各种危险因素等，并积极开展研究工作，如研究老年人生理、心理健康问题及其影响因素；研究老年人健康干预策略、干预实施和干预效果；研究社会老年慢性病管理制度建设和保障决策等问题。

（申静静）

第八章 传染病与公共卫生护理

公共卫生护士作为社区防疫工作一线人员，在传染病防治中扮演着重要角色。部分传染病可对人类造成重度伤害或引发大流行，公共卫生护士有义务依照疾病分级，在指定的时间内或以规范的流程向卫生行政部门报告。同时，公共卫生护士还扮演着传染病教育宣教者、免疫规划实施者和健康照护者等角色。

第一节 传染病概论

在漫长的生物进化过程中，病原体与宿主形成了相互依存、相互斗争的关系。有些微生物、寄生虫与人体宿主之间达到了互相适应、互不损害对方的共生状态，如肠道中的大肠埃希氏菌和某些真菌。但是，这种平衡是相对的，当某些因素导致宿主的免疫功能受损，或大量应用抗菌药物引起菌群失调症，或机械损伤使寄生物离开固有寄生部位到达其他寄生部位时，平衡就不复存在，进而引起宿主损伤，形成感染。

一、传染病概述

传染病（communicable disease）是由各种病原体引起的能在人与人、动物与动物或人与动物之间相互传播并广泛流行，可经过各种途径传染给另一个人或物种的感染性疾病。

（一）感染的定义

感染（infection）是病原体和人体之间相互作用、相互斗争的过程。病原体指感染人体后可导致疾病的微生物与寄生虫，是构成感染的必备条件。人体初次被某种病原体感染称为首发感染（primary infection）。有些传染病很少出现再次感染，如麻疹、水痘和流行性腮腺炎等。人体在被某种病原体感染的基础上再次被同一种病原体感染称为重复感染（repeated infection），较常见于疟疾、血吸虫病和钩虫病等。人体同时被两种或两种以上的病原体感染称为混合感染（mixed infection），这种情况临床上较为少见。人体在某种病原体感染的基础上再被另外的病原体感染称为重叠感染（ superinfection），这种情况临床上较为多见，如慢性乙型肝炎病毒感染重叠戊型肝炎病毒感染。在重叠感染中，发生于原发感染后的其他病原体感染称为继发性感染（secondary infection），如病毒性肝炎继发细菌、真菌感染。

此外，住院患者在医院内获得的感染称为医院获得性感染（hospital acquired infection），即医院感染（nosocomial infection）。这类感染的来源不同，有医院内通过患者或医护人员直接或间接传播引起的交叉感染，患者自己体内正常菌群引发的自身感染或内源性感染以及诊疗过程中因医疗器械消毒不严而造成的医源性感染等。医院感染包括在住院期间发生的感染和在医院内获得但在出院后发生的感染，不包括入院前已开始或入院时已存在的感染，此类称为社区获得性感染，指的是在医院外罹患的感染，包括具有明确潜伏期而在入院后平均潜伏期内发病的感染。

（二）传染病的流行过程及影响因素

传染病的流行过程就是传染病在人群中发生、发展和转归的过程，其本质是病原体不断更换宿主、维持病原体世代延续的过程。

流行过程的发生需要有三个基本条件：传染源、传播途径和易感人群。这三个环节必须同时存在，若切断任何一个环节，流行即终止。

1. 传染源

传染源（source of infection）指体内有病原体生存、繁殖并能将病原体排出体外的人和动物。传染源包括下列四类。

（1）患者。患者是大多数传染病重要的传染源。不同病期的患者其传染强度不同，一般情况下以发病早期的传染性最强。慢性感染患者可长期排出病原体，成为长期传染源。

（2）隐性感染者。在某些传染病中，如流行性脑脊髓膜炎、脊髓灰质炎等，隐性感染者在病原体被清除前是重要的传染源。

（3）病原携带者。慢性病原携带者无明显临床症状而长期排出病原体，在某些传染病中，如伤寒、细菌性痢疾等，有重要的流行病学意义。

（4）受感染的动物。受感染的动物以啮齿动物最为常见，其次是家畜、家禽。这些以动物为传染源传播的疾病称为动物源性传染病。有些动物本身发病，如鼠疫、狂犬病、布鲁氏菌病等；有些动物不发病，表现为病原携带状态，如地方性斑疹伤寒、恙虫病、流行性乙型脑炎等。以野生动物为传染源传播的疾病，称为自然疫源性疾病，如鼠疫、钩端螺旋体病、肾综合征出血热、森林脑炎等。由于动物传染源受地理气候等自然因素的影响较大，动物源性传染病常存在于一些特定的地区，并具有严格的季节性。

2. 传播途径

传播途径（route of transmission）指病原体离开传染源到达另一个易感者的途径，同一种传染病可以有多种传播途径。

（1）呼吸道传播。病原体存在于空气中的飞沫或气溶胶中，易感者吸入时获得感染，如麻疹、白喉、结核病、禽流感和严重急性呼吸综合征等。

（2）消化道传播。病原体污染食物、水源或食具，易感者于进食时获得感染，如伤寒、细菌性痢疾和霍乱等。

（3）接触传播。易感者与被病原体污染的水或土壤接触时获得感染，如钩端螺旋体病、血吸虫病和钩虫病等。伤口被污染时，有可能患破伤风。日常生活的密切接触也有可能导致感染，如麻疹、白喉、流行性感冒等。不洁性接触可传播人类免疫缺陷病毒（HIV）、乙型肝炎病毒（HBV）、丙型肝炎病毒（HCV）、梅毒螺旋体和淋病奈瑟球菌等。

（4）虫媒传播。被病原体感染的吸血节肢动物，如按蚊、人虱、鼠蚤、白蛉、硬蜱和恙螨等，叮咬时把病原体传给易感者，可分别引起疟疾、流行性斑疹伤寒、地方性斑疹伤寒、黑热病、莱姆病和恙虫病等。根据节肢动物的生活习性，往往有严格的季节性，有些病例还与感染者的职业及地区相关。

（5）血液/体液传播。病原体存在于携带者或患者的血液或体液中，通过应用血液制品、分娩或性交等传播方式，如疟疾、乙型病毒性肝炎、丙型病毒性肝炎和艾滋病等。

（6）医源性感染。医源性感染是指在医疗工作中人为造成的某些传染病的传播，可分为两类，一类指易感者在接受治疗、预防、检验措施时，由于所用器械受医护人员或其他工作人员的手污染而引起的传播，如乙型肝炎、丙型肝炎、艾滋病等；另一类是药品或生物制品受污染而引起的传播，如输注因子Ⅷ引起的艾滋病。

上述传播途径统称为水平传播（horizontal transmission），母婴传播属于垂直传播（vertical transmission）。婴儿出生前已从母亲或父亲获得的感染称为先天性感染（congenital infection），如梅毒、弓形虫病等。

3. 易感人群

易感人群（susceptible population）指对某种传染病缺乏特异性免疫力的人，易感人群在某一特定人群中的比例决定该人群的易感性。当易感人群在某一特定人群中的比例达到一定水平，若又有传染源和合适的传播途径时，则很容易发生该传染病流行。某些病后免疫力很稳固的传染病（如麻疹、水痘、乙型脑炎等），经过一次流行之后，人群中对该病的特异性免疫力呈现规律性的变化，即逐渐升高到一定水平再逐渐降低至一定程度后，传染病可再次流行，这种现象称为传染病流行的周期性（periodicity）。在普遍推行人工主动免疫的情况下，可将某种传染病的易感人群水平始终保持在很低，从而阻止其流行周期性的发生。

（三）影响传染病流行过程的因素

1. 自然因素

自然环境中的各种因素，包括地理、气象和生态等，对传染病流行过程的发生和发展都有重要影响。传染病的地区性和季节性与自然因素有密切关系，如我国北方有黑热病地方性流行区，南方有血吸虫病地方性流行区，疟疾、乙型脑炎的夏秋季发病率较高等都与自然因素有关。自然因素可直接影响病原体在外界环境中的生存能力，如钩虫病少见于干旱地区。某些自然生态环境为传染病在野生动物之间的传播创造了良好条件，如鼠疫、恙虫病和钩端螺旋体病等，人类进入这些地区时也可能受感染，称为自然疫源性疾病或人兽共患病。

2. 社会因素

社会因素包括社会制度、经济状况、生活条件和文化水平等，这些因素对传染病流行过程有重大影响。中华人民共和国成立后，社会制度使人民生活、文化水平不断提高，实行计划免疫，已使许多传染病的发病率明显下降或接近被消灭。近几十年来，因人口流动、生活方式、饮食习惯的改变和环境污染等，使某些传染病的发病率升高，如结核病、艾滋病、肺吸虫病和疟疾等。

3. 个人行为因素

人类自身不文明、不科学的行为和生活习惯，也有可能造成传染病的发生与传播，这些行为和习惯往往体现在旅游、集会、日常生活、养宠物等过程中。因此，个人旅游应有的防病准备、公共场合的卫生防范、居家卫生措施、自身健康教育均显示出其重要性。

二、传染病的基本特征

传染病的致病因素是病原体，它在人体内发生发展的过程与其他致病因素造成的疾病有本质的区别。通常将病原体、传染性、流行病学特征、免疫性被称为传染病的基本特征。

（一）病原体

每一种传染病都是由特异性的病原体引起的，包括病原微生物与寄生虫。目前部分传染病的病原体仍未被充分认识。

（二）传染性

传染性（infectivity）意味着病原体能通过某种途径感染他人，这是传染病与其他感染性疾病的主要区别。传染病患者有传染性的时期称为传染期。传染期在每一种传染病中都相对固定，可作为隔离患者的依据之一。

（三）流行病学特征

流行病学特征（epidemiologic feature）为传染病的流行过程在自然和社会因素的影响下，表现出各种特征。

1. 流行性

流行性可分为散发、暴发、流行和大流行。散发指某传染病在某地的常年发病情况处于常年一般发病率水平，可能是由于人群对某传染病的免疫水平较高，或某传染病的隐性感染率较高，或某传染病不容易传播等原因造成的。暴发是指在某一局部地区或集体单位中，短期内突然出现许多同一疾病的患者，大多是同一传染源或同一传播途径，如食物中毒、流行性感冒等。流行指当某传染病发病率显著超过该病常年发病率水平或为散发发病率的数倍。当某传染病在一定时间内迅速传播，波及全国各地，甚至超出国界或洲界时，称为大流行又称世界性流行，如 2009 年的甲型 H1N1 流感大流行。

2. 季节性

不少传染病的发病率每年都有一定的季节性升高，主要原因是气温的高低和昆虫媒介的有无，如呼吸道传染病常发生在寒冷的冬春季节，肠道传染病及虫媒传染病常发于炎热的夏秋季节。

3. 地方性

有些传染病或寄生虫病由于中间宿主的存在、地理条件、气温条件、人民生活习惯等原因，常局限在一定的地理范围内发生，如恙虫病、疟疾、血吸虫病、丝虫病、黑热病等。主要以野生动物为传染源的自然疫源性疾病也属于地方性传染病。

4. 外来性

外来性指在国内或地区内原来不存在，而从国外或外地通过外来人口或物品传入的传染病，如霍乱。

（四）免疫性

免疫功能正常的人体经显性或隐性感染某种病原体后，都能产生针对该病原体及其产物（如毒素）的特异性免疫，称为免疫性，又称感染后免疫。感染后获得的免疫力和疫苗接种都属于主动免疫，通过注射或从母体获得抗体的免疫力都属于被动免疫。由于病原体的种类不同，感染后免疫持续时间和强弱也有很大差异。

三、新发传染病概述

新发传染病具有传染性强、传播速度快、传播范围广的特点，近些年呈现明显的上升趋势。

（一）新发传染病的概念

新发传染病（emerging infectious disease，EID）指在人群中新出现的或过去存在于人群中的，但是其发病率突然增加或者地域分布突然扩大的传染性疾病。

（二）新发传染病的种类

根据传染病在人间存在的历史及被发现的过程分类，新发传染病大致分为以下三类。

（1）过去可能或根本不存在，新近才出现的传染病，如艾滋病、O139 霍乱弧菌等。

（2）疾病可能早已存在，但并未被人们所认识，近年来才被发现和确定，如军团病、莱姆病、人埃立克体病、丙型及戊型病毒性肝炎等。

（3）疾病或综合征早已存在，人们有一定的认识，但并未被人们认为是传染病或一直没有确定其病原体，近年发现了这些病原体并予以确认。如 T 细胞淋巴瘤白血病、消化性溃疡病、突发性玫瑰疹等，属于早已存在但其传染性既往未被认识；流行性出血热很早已被认为是传染病，但其病原体在 1977 年才被发现和确认。

按引起新发传染病的病原体种类分类，新发传染病大致可以分为细菌性、病毒性、寄生虫性等三类新发传染病。

（三）新发传染病的特征

新发传染病除了具有一般传染病的基本特征外，还有以下几个明显且比较特异的特征。

1. 人兽共患性

新发传染病中有超过 3/4 是人兽共患病。WHO、联合国粮食及农业组织（Food and Agriculture Organization of the United Nations，FAO）和世界动物卫生组织（World Organization for Animal Health）建议的新发人兽共患病的定义为：一种新发现的或新变异的，或虽然以前存在，但目前其发病率增加或地域、宿主或媒介体扩大的人兽共患病。

2. 传染性强，传播方式复杂

新发传染病的病原涉及细菌、病毒、立克次体、衣原体、螺旋体及寄生虫等多种病原微生物，但大部分都是被病毒感染所致，而病毒又具有较强的隐蔽性和传染性。

3. 传播速度惊人，危害严重

新发传染病传播速度快，波及范围广，感染人数多。例如，自美国 1981 年报告首例艾滋病以来，艾滋病开始在全球范围内蔓延传播。根据联合国艾滋病规划署的最新报告，截至 2019 年底，全球大约有 3 800 万 HIV 携带者，150 万 HIV 新发感染者，72 万人死于 HIV 感染相关疾病。

4. 核糖核酸病毒居多

人类感染的新发传染病病原体多属核糖核酸病毒，包括 HIV 及流感病毒，可在短时间内发生突变并容易适应新宿主，跨物种传播的机会更多。

（四）新发传染病发生的可能原因

不同新发传染病的来源不同，影响其发生及出现的原因众多，影响因素复杂多样，且往往是在特定条件下促成其发生或流行。新发传染病发生的可能原因可以概括为以下几大因素。

1. 生物因素

生物体的遗传变异是必然过程，由此产生新的病原体也是必然的。另外，人体免疫功能和机体内环境平衡功能的改变也会使得原本不致病的微生物成为致病体，如机会致病菌导致的感染问题。

2. 环境因素

自然灾害如火山爆发、地震、洪灾、森林火灾等都会瞬间或长久地改变自然环境，同时改变一些生物体的生存环境。当气候条件发生改变时，可能影响传染病的进化和传播。

3. 社会因素

随着人类社会发展，人口快速增长、城市化、大规模移民、战争和地区冲突、抗生素滥用等，大幅地促进了新病原体出现和传播的速度。我国人员跨区域流动性大、流动数量多、城市化加剧等也使得人群感染疾病概率及传播速度加快。若检疫控制措施不到位，病原体携带者自由流动和货物自由流通则可使疾病传播更加严重。

4. 人为因素

人类所从事的各种经济活动，如农业开发伐木、造林和工业化生产，会增加与野生动物接触的机会，也带来气候、洪水、干旱等环境的改变，对新发传染病的发生产生重要影响。生食肉类等习惯也是造成许多动物源性传染病传播的重要途径。

（申静静）

第二节　传染病的分类与生物安全

一、传染病的分类

《中华人民共和国传染病防治法》规定：传染病分为甲类、乙类和丙类等。

甲类传染病是指：鼠疫、霍乱。

乙类传染病是指：严重急性呼吸综合征(曾称传染性非典型肺炎)、艾滋病、病毒性肝炎、脊髓灰质炎、人感染高致病性禽流感、麻疹、流行性出血热、狂犬病、流行性乙型脑炎、登革热、炭疽、细菌性和阿米巴痢疾、肺结核、伤寒和副伤寒、流行性脑脊髓膜炎、百日咳、白喉、新生儿破伤风、猩红热、布鲁氏菌病、淋病、梅毒、钩端螺旋体病、血吸虫病、疟疾。

丙类传染病是指：流行性感冒、流行性腮腺炎、风疹、急性出血性结膜炎、麻风病、流行性和地方性斑疹伤寒、黑热病、包虫病、丝虫病，除霍乱、细菌性和阿米巴痢疾、伤寒和副伤寒以外的感染性腹泻病。

2008 年 5 月 2 日，原卫生部决定将手足口病列入《中华人民共和国传染病防治法》规定的丙类传染病进行管理。2009 年 4 月 30 日，经国务院批准，原卫生部发布公告将甲型 H1N1 流感纳入乙类传染病，并采取甲类传染病的预防、控制措施。2013 年 10 月 28 日，原国家卫生和计划生育委员会发布《关于调整部分法定传染病病种管理工作的通知》，将人感染 H7N9 禽流感纳入法定乙类传染病；将甲型 H1N1 流感从乙类调整为丙类，并纳入现有流行性感冒进行管理；解除对人感染高致病性禽流感采取的《中华人民共和国传染病防治法》规定的甲类传染病的预防、控制措施。2020 年 1 月 20 日，经国务院批准，国家卫生健康委员会发布公告将新型冠状病毒肺炎纳入乙类传染病管理，并采取甲类传染病的预防、控制措施。2022 年 12 月 26 日，国家卫生健康委员会发布公告，将新型冠状病毒肺炎更名为新型冠状病毒感染。经国务院批准，自 2023 年 1 月 8 日起，解除对新型冠状病毒感染采取的《中华人民共和国传染病防治法》规定的甲类传染病预防、控制措施；新型冠状病毒感染不再纳入《中华人民共和国国境卫生检疫法》规定的检疫传染病管理。根据《中华人民共和国传染病防治法》相关规定，自 2023 年 9 月 20 日起将猴痘纳入乙类传染病进行管理，采取乙类传染病的预防、控制措施。

二、病原微生物及生物安全

（一）病原微生物

每种传染病都由特异性病原微生物引起。病原微生物种类复杂，以病毒及细菌为主要病原体，还有真菌、立克次体、衣原体、螺旋体及寄生虫等（见表 8-1）。近年还证实一种不同于微生物和寄生虫，缺乏核酸结构的具有感染性的变异蛋白质，称为朊粒，是人类几种中枢神经系统退行性疾病 —— 克 - 雅脑病（Creutzfeldt-Jakob disease，CJD）、库鲁病（Kuru disease）、新变异型克 - 雅病（new variant Creutzfeldt-Jakob disease，nvCJD）等的病原体。特定病原体的检出在确定传染病的诊断和流行中有着重大意义。由于新技术的应用，有可能发现新的传染病病原体。

表 8-1 病原微生物种类与常见的传染病

病原体种类	疾病
病毒	病毒性肝炎、脊髓灰质炎、柯萨奇病毒感染、手足口病、病毒感染性腹泻、流行性感冒、甲型 H1N1 流感、人感染高致病性禽流感、人感染 H7N9 禽流感、麻疹、水痘、带状疱疹、流行性腮腺炎、肾综合征出血热、流行性乙型脑炎、登革热、传染性单核细胞增多症、巨细胞病毒感染、狂犬病、艾滋病、严重急性呼吸综合征
立克次体	流行性斑疹伤寒、地方性斑疹伤寒、恙虫病、人嗜粒细胞无形体病
细菌	伤寒、副伤寒、细菌性食物中毒、胃肠型食物中毒、神经型食物中毒（肉毒中毒）、细菌感染性腹泻、霍乱、细菌性痢疾、布鲁氏菌病、鼠疫、炭疽、白喉、百日咳、猩红热、流行性脑脊髓膜炎、结核、败血症
真菌	新型隐球菌病、念珠菌病、曲霉病、肺孢子菌肺炎
螺旋体	钩端螺旋体病、梅毒、回归热、莱姆病
原虫	阿米巴病、肠阿米巴病、阿米巴肝脓肿、疟疾、黑热病、弓形虫病
蠕虫	吸虫病、日本血吸虫病、肺吸虫病、华支睾吸虫病、姜片虫病、丝虫病、线虫病、钩虫病、蛔虫病、蛲虫病、旋毛虫病、绦虫病、囊尾蚴病、棘球蚴病（包虫病）、囊型棘球蚴病、泡型棘球蚴病、蠕虫蚴移行症
朊粒	朊粒病

根据病原微生物的传染性、感染后对个体或者群体的危害程度，将病原微生物分为以下四类。

1. 第一类病原微生物

第一类病原微生物指能够引起人类或者动物非常严重疾病的微生物，以及我国尚未发现或者已经宣布消灭的微生物，如口蹄疫病毒、埃博拉病毒、中东呼吸系统综合征冠状病毒等。

2. 第二类病原微生物

第二类病原微生物指能够引起人类或者动物严重疾病，比较容易直接或者间接在人与人、动物与人、动物与动物间传播的微生物，如猪瘟病毒、鸡新城疫病毒、狂犬病毒等。第一类、第二类病原微生物统称为高致病性病原微生物。

3. 第三类病原微生物

第三类病原微生物指能够引起人类或者动物疾病，但一般情况下对人、动物或者环境不构成严重危害，传播风险有限，并且具备有效治疗和预防措施的微生物，如伪狂犬病病毒、猪繁殖与呼吸综合征病毒、猪细小病毒等。

4. 第四类病原微生物

第四类病原微生物指在通常情况下不会引起人类或者动物疾病的微生物，如杆状病毒、各类昆虫病毒等。

（二）生物安全

生物安全是国家安全的重要组成部分，主要指与生物有关的人为或非人为因素对社会、经济、人民健康及生态环境所产生的真实危害或潜在风险，以及对这些危害或风险进行预防和控制的战略性、综合性措施。

由于生物安全威胁突发事件的表征可能多种多样，因此，需要多角度、多层面的信息平台支撑，形成生物威胁突发事件信息综合分析的中心，整合各方面的信息，并将分析结果、预警和提示信息及时地通知有关部门，以便做出有效的应对。

1. 实验室生物安全

实验室生物安全（laboratory biosafety）指在从事病原微生物实验活动的实验室中为避免病原微生物对工作人员、相关人员、公众的危害以及对环境的污染，保证实验研究的科学性或保护被实验因子免受污染，而采取包括建立规范的管理体系，配备必要的物理、生物防护设施和设备，建立规范的微生物操作技术和方法等综合措施。实验室生物安全要求实验室的生物安全条件和状态不低于容许水平，避免实验室人员、来访人员、社区及环境受到不可接受的损害，要符合相关法律法规、标准等对实验室生物安全责任的要求。实验室生物安全是生物安全的重要内容，是关系到实验人员健康、安全和环境安全的重大问题，也是公共安全和国家安全的重要组成部分。

实验室生物安全最重要的风险控制措施之一是微生物操作规范和流程（good microbiological practice and procedure，GMPP）。GMPP 指一套适用于所有类型生物制剂活动的标准实践做法和流程或行为守则。标准化 GMPP 的实施有助于保护实验室人员和社区免受感染，防止环境污染，并为使用生物制剂的工作提供产品保护，是促进安全工作实践和控制生物风险的关键举措。

2. 生物安全分级

生物安全实验室（biosafety laboratory）指通过规范的设计建造、合理的设备配置、正确的装备使用、标准化的程序操作、严格的管理规定等，确保操作生物危险因子的工作人员不受实验对象的伤害，周围环境不受其污染，实验因子保持原有特性，从而实现实验室的生物安全。

我国采用与 WHO 相同的生物安全分级方法，目前实施的第 4 版 WHO《实验室生物安全手册》将感染性微生物的危险程度分为 4 级（见表 8-2），与之对应的是 4 个生物安全防护等级（biological safety level，BSL），一级防护水平最低，四级防护水平最高，以 BSL-1、BSL-2、BSL-3、BSL-4 表示实验室的相应生物安全防护等级（见表 8-3）。从事不感染人或动物的微生物实验活动时，一般可在 BSL-1 实验室中进行；如果病原体不形成气溶胶，如肝炎病毒、人类免疫缺陷病毒、多数肠道致病菌及金黄色葡萄球菌等，可在 BSL-2 实验室中进行；如果病原体传染性强，且能通过气溶胶传播，如布鲁氏菌的大量活菌操作，应在 BSL-3 实验室中进行；BSL-4 实验室仅用于烈性传染病病原微生物的操作。

表 8-2 感染性微生物的危险程度分级

危险程度分级	相对应的感染性微生物特点
危险度 1 级	无或极低的个体和群体危险：不太可能引起人或动物致病的微生物
危险度 2 级	个体危险中等，群体危险低：病原体能够对人或动物致病，但对实验室工作人员、社区、牲畜或环境不易产生严重危害。实验室暴露也许会引起严重感染，但对感染有有效的预防和治疗措施，并且疾病传播的危险有限
危险度 3 级	个体危险高，群体危险低：病原体通常能引起人或动物的严重疾病，但一般不会发生感染个体向其他个体的传播，并且对感染有有效的预防和治疗措施
危险度 4 级	个体和群体的危险均高：病原体通常能引起人或动物的严重疾病，并且很容易发生个体之间的直接或间接传播，对感染一般没有有效的预防和治疗措施

表 8-3 与感染性微生物危险程度等级相对应的生物安全防护等级、实验室操作和安全设施

危险度程度分级	生物安全防护等级	实验室类型	实验室操作	安全设施
危险度 1 级	基础实验室 —— 一级生物安全防护等级 BSL-1	基础的教学、研究	GMT	不需要安全设施；开放实验台
危险度 2 级	基础实验室 —— 二级生物安全防护等级 BSL-2	初级卫生服务，诊断，研究	GMT 加防护服、生物危害标志	开放实验台，此外需 BSC 用于防护可能生成的气溶胶
危险度 3 级	防护实验室 —— 三级生物安全防护等级 BSL-3	特殊的诊断、研究	在二级生物安全防护等级上增加特殊防护服、禁入制度、定向气流	BSC 和 / 或其他所有实验室工作所需要的基本设备
危险度 4 级	最高防护实验室 —— 四级生物安全防护等级 BSL-4	危险病原体研究	在三级生物安全防护等级上增加气锁入口、出口淋浴、污染物品的特殊处理	III 级 BSC 或 II 级 BSC 并穿着正压服、双开门高压灭菌器（穿过墙体）、经过滤的空气

注：GMT 为微生物学操作技术规范；BSC 为生物安全柜。

目前我国已经初步建立了生物安全防范体系，在对鼠疫、炭疽、疟疾等在人类历史上

已经存在并且造成重大危害的传染病的防护上取得显著成绩。但是在防范由高致病性病毒引发的如 SARS、高致病性禽流感、中东呼吸综合征（Middle East respi-ratory syndrome，MERS）等新发和烈性传染病这一领域还比较薄弱。因此，针对未来可能的生物安全威胁，依托高等级生物安全实验室平台，应根据我国生物安全领域的发展状况和特点，逐步完善和提升我国的生物安全防范体系，充分保障我国的国家安全。

（申静静）

第三节　传染病的防治

传染病预防的关键是及早诊断病原体、控制传染源，早期预测其传播风险，切断传播途径。

一、传染病的诊断

早期明确传染病的诊断有利于患者的隔离和治疗。传染病的诊断要综合分析以下三方面的资料。

（一）全面的临床资料

准确的临床资料来源于详尽的病史询问和细致的体格检查。病史询问应了解发病的诱因和起病的方式；体格检查时应注意有诊断价值的体征，如口周苍白圈、科氏斑、焦痂、腓肠肌压痛等。

（二）流行病学资料

流行病学资料在传染病的诊断中占重要地位，包括发病年龄、职业、季节、地区及生活习惯、预防接种史及既往病史等。

（三）实验室及其他检查资料

1. 一般检查

（1）血常规检查：细菌感染时白细胞计数增多，如流行性脑脊髓膜炎、败血症等；病毒、原虫感染时白细胞计数常减少，如病毒性肝炎、疟疾等；嗜酸性粒细胞增多往往见于钩虫、血吸虫等蠕虫感染；嗜酸性粒细胞减少常见于伤寒、流行性脑脊髓膜炎等。

（2）尿常规检查：尿中见红细胞、白细胞、管型等，有助于钩端螺旋体病和肾综合征出血热的诊断。

（3）粪便常规检查：粪便中见红细胞、白细胞、虫卵等，有助于细菌性痢疾、感染性腹泻、蠕虫感染等消化道传染病的诊断。

（4）血液生化检查：血清酶学检测、血清蛋白检测、血尿素氮检测等有助于病毒性肝炎、肾综合征出血热等疾病的诊断。

2. 病原学检查

病原学检查通过显微镜或肉眼直接检出病原体从而明确诊断，如从血液、骨髓涂片中可检出疟原虫、微丝蚴，从粪便涂片中检出各种寄生虫卵及阿米巴原虫，还可直接用肉眼检出绦虫节片。通过人工培养基分离培养可检出病原体，如细菌、螺旋体和真菌等。病毒、立克次体可通过动物接种或组织培养分离。在疾病早期及使用抗生素之前采集标本有助于提高检测阳性准确率。

3. 分子生物学检测

分子生物学检测通过分子杂交方法或聚合酶链反应（polymerase chain reaction，PCR）可检出特异性的病原体核酸，如检测肝炎病毒的脱氧核糖核酸（DNA）和核糖核酸（RNA）。

4. 免疫学检查

最常用的免疫学检查方法是应用已知抗原或抗体检测血清或体液中的相应抗体或抗原。免疫学检测可用于诊断、判断患者的免疫功能状态、调查该病的流行病学情况和人群免疫水平。

5. 其他检查

影像学检查如X线、超声、计算机断层扫描（CT）和磁共振成像（MRI）可用于检查肺结核、病毒性肝炎、肝硬化、脑脓肿和脑囊虫病等。内镜检查中，结肠镜检查可用于慢性细菌性痢疾、血吸虫病、阿米巴痢疾等的诊断，纤维支气管镜常用于诊断艾滋病并发肺孢子菌肺炎和支气管淋巴结核病。活组织检查有助于肝炎组织病理诊断及皮肌型囊尾蚴病诊断，具有明确诊断的意义。

二、传染病的治疗

传染病的治疗要坚持综合治疗的原则，即治疗与护理、隔离与消毒并重，一般治疗、对症治疗与病原治疗并重的原则。

（一）一般治疗和支持治疗

1. 一般治疗

（1）隔离和消毒。按其所患传染病的传播途径和病原体的排出方式及时间，隔离可分为呼吸道隔离、消化道隔离、接触隔离等，并应随时做好消毒工作。

（2）护理。保持病室安静整洁，空气流通，光线充足（破伤风、狂犬病患者除外），温度适宜，使患者保持良好的休息状态。对休克、出血、昏迷、窒息、呼吸衰竭、循环障碍等患者实施专项特殊护理。舒适的环境、良好的护理对提高患者的抗病能力，确保各项诊断与治疗措施的正确执行具有极为重要的意义。

（3）心理治疗。医护人员良好的服务态度、对患者的关心和鼓励等是心理治疗的重要组成部分，有助于提高患者战胜疾病的信心。

2. 支持治疗

（1）饮食。保证一定的热量供应，根据不同的病情给予流质、半流质软食等，并补充各种维生素；对进食困难的患者，通过喂食、鼻饲或静脉补给方式提供必要的营养。

（2）补充液体及盐类。适量补充液体及盐类对有发热、呕吐、腹泻等症状的患者尤为重要，可维持患者水电解质和酸碱平衡。

（3）给氧。危重者如有循环衰竭或呼吸困难，出现发绀时，应及时给氧。

（二）病原治疗

病原治疗（etiologic treatment）又称特异性治疗（specific treatment），是针对病原体的治疗措施，具有抑杀病原体的作用，可达到根治和控制传染源的目的。常用药物有抗生素、化学治疗制剂和血清免疫制剂等。

1. 抗菌治疗

针对细菌和真菌的药物主要为抗生素及化学制剂。应及早确定病原学诊断，熟悉选用药物的适应证、抗菌活性、药代动力学特点和不良反应，结合患者的生理、病理、免疫等状态合理用药。某些抗生素尤其是青霉素有可能引起过敏反应，使用前应详细询问药物过敏史并做好皮试。

2. 抗病毒治疗

目前有效的抗病毒药物尚不多，按病毒类型可分为以下三类。

（1）广谱抗病毒药物：如利巴韦林，对流感病毒（A型、B型）、DNA和RNA病毒均有效，但对乙型肝炎病毒作用不明显；对病毒性肺炎、甲型肝炎、疱疹、麻疹有防治作用，但临床评价不一。国内已证实其对流行性出血热早期疗效明显，具有降低病死率、减轻肾损害、降低出血倾向、改善全身症状等作用。

（2）抗RNA病毒药物：如奥司他韦，对甲型H5N1、H9N2流感病毒感染均有效。

（3）抗DNA病毒药物：如阿昔洛韦，常用于疱疹病毒感染；更昔洛韦对巨细胞病毒感染有效；核苷（酸）类药物（包括拉米夫定、替比夫定等）可抑制病毒反转录酶活性，是目前常用的抗乙型肝炎病毒药物。

3. 抗寄生虫治疗

氯喹是控制疟疾发作的传统药物，自从发现抗氯喹恶性疟原虫以来，青蒿素类药物受到广泛关注。阿苯达唑、甲苯达唑是目前治疗肠道线虫病的有效药物。乙胺嗪及呋喃嘧酮用于治疗丝虫病。吡喹酮是最主要的抗吸虫药物，对血吸虫病有特效。

4. 免疫治疗

抗毒素用于治疗白喉、破伤风、肉毒中毒等外毒素引起的疾病，治疗前须做皮试，因其属于动物血清制剂，容易引起过敏反应，对抗毒素过敏者必要时可用小剂量逐渐递增的脱敏方法。干扰素等免疫调节剂可调节宿主免疫功能，用于乙型肝炎、丙型肝炎的治疗。胸腺素作为免疫增强剂也可在临床使用。免疫球蛋白作为一种被动免疫制剂，通常用于严重病毒或细菌感染的治疗。

（三）对症治疗

对症治疗（symptomatic treatment）不但有减轻患者痛苦的作用，而且可通过调节患者各系统的功能，达到减少机体消耗、保护重要器官、使损伤降至最低的目的。在高热时采取的各种降温措施，颅内压升高时采取的脱水疗法，抽搐时采取的镇静措施，昏迷时采取的恢复苏醒措施，心力衰竭时采取的强心措施，休克时采取的改善微循环措施，严重毒血症时采用肾上腺糖皮质激素疗法等，能让患者度过危险期，促进其康复。

（四）康复治疗

某些传染病，如脊髓灰质炎、脑炎和脑膜炎等，可引起某些后遗症，需要采取针灸治疗、物理治疗、高压氧治疗等康复治疗措施，以促进机体恢复。

（五）中医治疗

中医的辨证论治对调节患者各系统的功能起着相当重要的作用。某些中药，如黄连、大蒜、鱼腥草、板蓝根和山豆根等还有一定的抗微生物作用。

三、传染病的预防

（一）管理传染源

（1）传染病患者管理应尽量做到五早（早发现、早诊断、早报告、早隔离、早治疗）。建立健全的医疗卫生防疫机构，开展传染病卫生宣传教育，提高人群对传染病的识别能力，对早期发现、早期诊断传染病具有重要意义。一旦发现传染病患者或疑似患者，应立即实施隔离治疗。隔离期限由传染病的传染期或检查结果而定，应在临床症状消失后进行 2 ～ 3 次病原学检查（每次间隔 2 ～ 3 天），结果均为阴性时方可解除隔离。传染病的报告制度是早期发现传染病的重要措施。

（2）传染病接触者是指与传染源发生过接触的人。接触者可能受到感染而处于疾病的潜伏期，有可能是传染源。对接触者应根据具体情况采取检疫措施、医学观察、预防接种或药物预防。检疫期限由最后接触之日算起，至该病最长潜伏期。

（3）在人群中发现病原携带者，应对其采取管理、治疗、随访观察、调整工作岗位等措施，特别是对于服务行业及托幼机构工作人员应定期检查，及时发现病原携带者。

（4）对动物传染源，根据需要组织有关部门和单位采取隔离、扑杀、销毁、消毒、无害化处理、紧急免疫接种、限制易感染的动物和动物产品及有关物品出入等措施。

（二）切断传播途径

根据各种传染病的传播途径可采取以下措施。

（1）消化道传染病：应着重加强饮食卫生、个人卫生及粪便管理,保护水源,消灭苍蝇、蟑螂、老鼠等。

（2）呼吸道传染病：应着重进行空气消毒，提倡外出时戴口罩，流行期间少到公共场所，教育群众不随地吐痰，咳嗽和打喷嚏时要用手帕 / 手纸捂住口鼻。

（3）虫媒传染病：采用药物等措施进行防虫、驱虫、杀虫。加强血源和血液制品的管理、防止医源性传播是预防血源性传染病的有效手段。

做好隔离和消毒工作是切断传播途径的重要措施。

（三）保护易感人群

1.增强非特异性免疫力

非特异性免疫是机体对进入体内的异物的一种清除机制，不牵涉对抗原的识别和免疫应答的增强。可以通过天然屏障作用（如皮肤、黏膜、血脑屏障和胎盘屏障等）、单核吞噬细胞系统的吞噬作用、体液因子作用（如补体、溶菌酶、各种细胞因子）清除病原体。增强非特异性免疫力的措施包括改善营养、加强体育锻炼、形成规律的生活方式、养成良好的卫生习惯等。

2.增强特异性免疫力

特异性免疫是指对抗原特异性识别而产生的免疫。特异性免疫通常只针对一种传染病，感染后免疫都属于特异性免疫，而且是主动免疫。增强特异性免疫力可采用人工免疫法，其中包括人工自动免疫和人工被动免疫两类。

（1）人工自动免疫。人工自动免疫是根据病原微生物及其产物可激发特异性免疫的原理，用病原微生物或其毒素制成生物制品给人预防接种，使人主动地产生免疫力。预防接种后，人体免疫力可在 1～4 周内出现，并维持数月至数年。人工自动免疫用的生物制品有活菌（疫）苗、死菌（疫）苗、类毒素三种。活菌（疫）苗由毒力减弱的活病原体（如细菌、螺旋体、病毒、立克次体等）制成，又称减毒活菌（疫）苗，目前常用的有卡介苗、脊髓灰质炎疫苗等。死菌（疫）苗又称灭活菌（疫）苗，如目前常用的伤寒副伤寒联合菌苗、流脑多糖疫苗、流行性乙型脑炎灭活疫苗等。细菌所产生的外毒素经甲醛处理后，去其毒性而保留其抗原性即为类毒素，如白喉类毒素、破伤风类毒素等。目前已从完整病原体疫苗发展到基因工程合成的蛋白质或肽链疫苗。

（2）人工被动免疫。人工被动免疫是用含特异性抗体的免疫血清给人注射，以提高人体免疫力。注入人体后免疫立即出现，但持续时间仅 2～3 周，主要用于治疗某些由外毒素引起的疾病，或是与某些传染病患者接触后的应急预防措施。人工被动免疫用的生物制品有抗毒素与丙种球蛋白、特异高价免疫球蛋白等。

四、聚集性疫情的发现和报告

聚集性疫情指在单位时间内一个局部地区或集体单位中，短时间内突然有很多相同的患者出现，患者多有相同的传染源或传播途径。根据疫情的不同类型可分为禽流感聚集性疫情、手足口病聚集性疫情等；根据不同场所又可分为医院聚集性疫情、家庭聚集性疫情、商场聚集性疫情等。

发生聚集性疫情时遵循立即报告的原则，相关部门根据网络直报信息和病例个案调查情况，对符合定义的聚集性疫情立即开展调查。调查内容包括病例的感染来源、密切接触者等信息，重点调查病例间的流行病学联系，分析传播链和传播途径等。调查结果应按照《国家突发公共卫生事件相关信息报告管理工作规范（试行）》的要求，填报事件的基本信息、初次、进展和结案报告，并将聚集性疫情病例关键信息登记表附在结案报告中。

在疫情调查的同时，应了解周边区域人群健康状况，对疫情向周边区域扩散的风险进行评估，主要内容包括以下几方面。

（一）了解基本情况

需获取发生疫情的地区人口构成、地理环境特征、社会经济状况、卫生服务提供情况、疫苗接种情况、近5～10年类似传染病流行情况、近期开展的大型集会活动等相关信息。若病例分布在不同的集体单位或村（居委会），可在发生疫情的乡（镇、街道）以病例较为集中的村（居委会）为中心，在近、中、远距离各选取一个村（居委会），每个村（居委会）随机入户调查10名（共30名）1～6周岁儿童，评价当地儿童相应疫苗接种情况。30名儿童中发现1名或以上未按照免疫程序完成相应疫苗接种的儿童，提示应采取相应免疫措施。

（二）疑似传染病相应疫苗接种率评估

当发生感染的人群以成人为主时，除了要对当地小年龄组儿童相应疫苗接种率进行调查外，还要对发生感染的人群相应疫苗接种情况进行调查，评估此疾病在该人群扩散的风险。

（三）常规免疫接种率分析

当某地的易感人数累积到一个出生队列人数时，一旦有病例发生或输入，就容易在该人群中传播扩散，发生暴发疫情。可根据历年相应疫苗常规免疫开展情况，对易感人群积累情况进行分析。一般地，同一出生队列中易感者积累数 = 当地当年出生人口数 ×（1-常规免疫实际接种率 × 疫苗效力）。

（四）聚集性疫情发展趋势评估

根据疫情流行病学特点、人群易感性评估结果、经济社会人口等因素，综合判断疫情发展趋势，为及时采取相应处置措施提供依据。疫情发展趋势评估主要考虑以下因素：已采取的病例管理措施；当地人群特点，如人口数量、密度、流动性和疫情发生特点（如是在整个社区传播还是只局限在某个特定集体单位人群有限地传播、是否是贫穷地区等）；发生月份（考虑季节性高发的可能）和近期有无重大节日、大型集会或其他社会事件致使传播机会增加的可能；疫苗相应疾病监测系统敏感性及本次疫情报告的及时性；其他，如医院院内感染管理、营养状况（如维生素 A 的营养状态）等。

总之，对于聚集性疫情的防控应采取边调查、边控制的原则，疫情控制不应等待所有危险因素完全调查清楚之后再采取措施，而应在疫情初期尽早落实，并根据新的疫情调查结果不断进行调整。

（申静静）

第四节　传染病公共卫生护理

传染病的防治工作是世界各国卫生防治工作的重点，其中医护人员在防控传染病的过程中担负着重要使命。由于多数传染病具有起病急、变化快、并发症多等特点，同时具有传染性，传染病医院（科）是传染病患者集中的场所，这就要求公共卫生护士迅速、准确地进行传染病风险评估，开展个案调查，实施严格的消毒隔离和管理，履行疫情报告职责，最终实现消灭传染病的目的。

一、风险评估

风险评估（risk assessment）是包括风险识别、风险分析和风险评价的全部过程，是系统地运用相关信息来确认风险的来源，并对风险进行估计，将估计后的风险与给定的风险准则对比，来决定风险严重性的过程。风险评估作为风险管理活动的核心组成部分，是人们发现风险、认识风险，进而采取措施消除和降低风险的重要途径。通过风险评估可以达到降低风险发生的目的，从而避免或减轻风险对社会经济发展的影响。开展传染病的风险评估须遵循风险评估的基本准则，并紧密结合传染病自身特点，充分考虑开展传染病风险评估的背景或环境。影响传染病传播的传染源、传播途径和易感人群，以及环境因素、社会因素，是开展传染病风险评估时思考和研判的重点依据。

风险评估可归纳为计划和准备、实施、报告三方面。

（一）计划和准备

（1）评估议题的确定。日常风险评估建立在对不同来源监测数据分析的基础上，根据监测数据的异常变化、疾病和突发公共卫生事件的特点及趋势、政府和公众关注的程度等确定评估议题。监测数据的来源通常包括突发公共卫生事件监测系统、各类疾病监测系统、突发公共卫生事件相关的媒体检索信息、公共卫生服务热线及信息通报等。

对于专题风险评估，其评估议题一是来自日常风险评估发现的重要疾病和突发事件信息；二是来自大型活动和各种重大自然灾害、事故灾难信息；三是卫生行政部门指定的重要评估议题。

（2）评估方法的选择及人员确定。应根据风险评估议题和评估目的，选择适宜的风险评估方法。

日常风险评估多使用专家会商法，专题风险评估可选择德尔菲法、风险矩阵法及分析流程图法中的一种或多种，也可使用专家会商法或其他方法。根据评估目的、涉及领域和评估方法，确定参加评估人员的数量和要求。

（3）数据资料和评估表单的准备。在进行正式的风险评估前，应完成监测数据的初步分析，并收集整理相关的文献资料。例如，传染病风险评估可能涉及的相关信息（如致病力、传播规律、人群脆弱性、公众关注程度、应急处置能力和可利用资源等。）开展大型活动、自然灾害和事故灾难的风险评估时，还应针对议题本身的特点，收集有关自然环境、人群特征、卫生知识与行为、卫生相关背景信息等资料。

（二）实施

（1）风险识别。风险识别是发现、确认并描述风险的过程。风险识别过程重在收集、整理和评估与传染病相关的风险要素，包括传染病流行情况、病原体特性、临床表现、流行特征、传播关键环节（如传染源、传播途径、易感人群等）、影响因素（如环境因素、社会因素等）、防控措施、当地的应对能力（如检测、诊断、救治）等内容。上述资料的收集方法一是系统查阅文献，系统回顾目标传染病相关知识的历史文献资料；二是对现有监测数据分析、工作资料整理；三是进行访谈或专家咨询。

（2）风险分析。风险分析是指认识风险属性，并对发生可能性及后果严重性进行估计或赋值的过程。

（3）风险评价。风险评价是将风险分析结果与风险准则相对比，确定风险等级的过程。在突发事件公共卫生风险评估中，可能并没有明确的风险准则或者尚未设立明确的风险准则。在这种情况下，风险评价将主要依据风险分析结果与可能接受的风险水平进行对照，确定具体的风险等级，如将风险分为五个等级，即极低、低、中等、高、极高。风险矩阵是常用的方法。

（三）报告

风险评估报告通常采用定量分析、定性分析以及定量与定性相结合的分析方法。在传染病风险评估工作中，常用的分析方法有以下几种。

（1）专家会商法是指通过专家集体讨论的形式进行风险评估。该评估方法依据风险评估的基本理论和常用步骤，主要由参与会商的专家根据评估的内容及相关信息，结合自身的知识和经验进行充分讨论，提出风险评估的相关意见和建议。会商组织者根据专家意见进行归纳整理，形成风险评估报告。

该方法的优点是组织实施相对简单、迅速，不同专家可以充分交换意见，评估时考虑的内容可能更加全面。但意见和结论容易受到少数权威专家的影响，参与评估的专家不同，得出的结果可能会有所不同。

（2）德尔菲法指按照确定的风险评估逻辑框架，采用专家独立发表意见的方式，使用统一问卷，进行多轮次专家调查，经过反复征询、归纳和修改，最后汇总成专家基本一致的看法，作为风险评估的结果。

该方法的优点是专家意见相对独立，参与评估的专家专业领域较为广泛，所受时空限制较小，结论较可靠；但该方法的准备过程较复杂，评估周期较长，所需人力、物力较大。

（3）风险矩阵法指由有经验的专家采用定量与定性相结合的分析方法，对确定的风险因素导致风险发生的可能性和后果的严重性进行量化评分，将评分结果列入二维矩阵表中进行计算，最终得出风险发生的可能性、后果的严重性，并最终确定风险等级。

该方法的优点是量化风险，可同时对多种风险进行系统评估，比较不同风险的等级，便于决策者使用。但该方法要求被评估的风险因素相对确定，参与评估的专家对风险因素的了解程度较高，参与评估的人员必须达到一定的数量。

（4）分析流程图法指通过建立风险评估的逻辑分析框架，采用层次逻辑判断的方法，将评估对象可能呈现的各种情形进行恰当地分类，针对每一类情形，梳理风险要素，逐层对风险要素进行测量和判别，分析评估对象或情形的发生可能性和后果的严重性，最终形成风险评估的结果。

该方法的优点是预先将不同类型事件的相关风险因素纳入分析判别流程，分析过程逻辑性较强，一旦形成逻辑框架，容易使参与人员的思路统一，便于达成评估意见。但该方法在形成分析判别流程时，需要较强的专业能力和逻辑思维能力。

二、个案调查

个案调查（case investigation）又称个例调查或病案调查，指对个别发生的病例、病例的家庭及周围环境进行的流行病学调查。病例一般为传染病患者，也可以是非传染病患者或病因未明病例。个案调查是卫生防疫部门例行的一种调查，是各种流行病学调查研究的基础。调查的病种可根据当地具体情况而定，在传染病发病率比较高的地区，应把调查重点放在法定传染病上；在传染病发病率比较低的地区，可建立法定传染病及非传染病的发病、死亡登记制度，为疾病监测提供可靠数据。

（一）目的

个案调查是识别一种新的疾病或暴露的不良反应的第一个线索，其目的包括：核实诊断并进行护理指导，查明疾病的发病原因，查找传染源，明确传播途径；确定和追踪密切接触者及一般接触者，进行分类管理，防止疾病的进一步传播；掌握疫情波及范围和影响因素，为疫情的处理提供依据；为进一步阐明疾病自然史、流行病学特征及规律提供研究线索。

（二）基本方法

个案调查的对象数是"1"，可以是一个患者、一个家庭或一个疫源地等。个案调查一般无对照，也无人群有关变量的资料，故一般不易分析变量与疾病或健康状况的关系，因而在病因研究方面作用不大。个案调查方法主要有访问调查和现场调查。针对传染病报告这类经常进行的个案调查应编制个案调查表，项目内容根据事件的发生和疾病的特点制定。事件发生后，应尽快到达现场，了解情况并做好记录，对病例、病例所在家庭及周围人群进行调查询问或深入访谈。

（三）调查内容

除了调查一般的人口学资料外，个案调查需要着重调查患者可能的感染日期、发病时间、地点、传播方式、传播因素和发病因素等，确定疫源地的范围和接触者，从而指导医疗护理、隔离消毒、密切接触者检测和健康教育，制定控制策略。必要时可采集生物标本或周围环境的标本供实验室检测。传染病个案调查流程案例为：某军医对所诊断的 1 名麻疹病例，除采取积极的治疗措施外，还深入现场进行疫源地调查，发现该病例在传染期内与 4 名易感儿童接触，其中 2 名分别在两个大型托儿所里，于是立即隔离 4 名儿童（后来都相继发生麻疹），并采取了相应措施，防止了麻疹在这两个托儿所的流行。

（四）资料的管理和利用

（1）病例和密切接触者的流行病学调查资料实行计算机个案化管理，调查表的数据库要逐级上报至中国疾病预防控制中心。

（2）各级疾病预防控制机构要加强对流行病学调查资料的质量控制和分析利用，并及时向上级疾病预防控制机构和同级卫生行政部门报告分析结果，以指导疫情控制工作。

（3）流行病学调查原始资料和汇总分析结果以及调查报告均要及时整理归档。

三、免疫规划

免疫规划工作是卫生事业成效最为显著、影响最为广泛的工作之一，也是各国预防控制传染病最主要的手段。

（一）疫苗分类

依据《疫苗流通和预防接种管理条例》，疫苗分为两类。第一类疫苗，指政府免费向公民提供，公民应当依照政府的规定受种的疫苗，包括国家免疫规划确定的疫苗，省、自治区、直辖市人民政府在执行国家免疫规划时增加的疫苗，以及县级以上人民政府或者其卫生主管部门组织的应急接种或者群体性预防接种所使用的疫苗。第二类疫苗，指由公民自费并且自愿受种的其他疫苗。

（二）国家免疫规划

1. 乙肝疫苗

乙肝疫苗接种 3 剂次，儿童出生时、1 月龄、6 月龄各接种 1 剂次，第 1 剂在出生后 24 h 内尽早接种。

2. 卡介苗

卡介苗接种 1 剂次，儿童出生时接种。

3. 脊灰疫苗

脊灰疫苗接种 4 剂次，儿童 2 月龄、3 月龄、4 月龄和 4 周岁各接种 1 剂次。

4. 百白破疫苗

百白破疫苗接种 4 剂次，儿童 3 月龄、4 月龄、5 月龄和 18 ～ 24 月龄各接种 1 剂次。无细胞百白破疫苗免疫程序与百白破疫苗程序相同。在无细胞百白破疫苗供应不足阶段，按照第 4 剂次至第 1 剂次的顺序，用无细胞百白破疫苗替代百白破疫苗；不足部分继续使用百白破疫苗。

5. 白破疫苗

白破疫苗接种 1 剂次，儿童 6 周岁时接种。

6. 麻腮风疫苗（麻风、麻腮、麻疹疫苗）

目前，麻腮风疫苗供应不足阶段，使用含麻疹成分疫苗的过渡期免疫程序。8 月龄接种 1 剂次麻风疫苗，麻风疫苗不足部分继续使用麻疹疫苗。18 ～ 24 月龄接种 1 剂次麻腮风疫苗，麻腮风疫苗不足部分使用麻腮疫苗替代，麻腮疫苗不足部分继续使用麻疹疫苗。

7. 流脑疫苗

流脑疫苗接种 4 剂次，儿童 6 ～ 18 月龄接种 2 剂次 A 群流脑疫苗，3 周岁、6 周岁各接种 1 剂次 A+C 群流脑疫苗。

8. 乙脑疫苗

乙脑减毒活疫苗接种 2 剂次，儿童 8 月龄和 2 周岁各接种 1 剂次。乙脑灭活疫苗接种 4 剂次，儿童 8 月龄接种 2 剂次，2 周岁和 6 周岁各接种 1 剂次。

9. 甲肝疫苗

甲肝减毒活疫苗接种 1 剂次，儿童 18 月龄接种。甲肝灭活疫苗接种 2 剂次，儿童 18 月龄和 24 ～ 30 月龄各接种 1 剂次。

10. 出血热疫苗

出血热疫苗接种 3 剂次，受种者接种第 1 剂次后 14 天接种第 2 剂次，第 3 剂次在第 1 剂次接种后 6 个月接种。

11. 炭疽疫苗

炭疽疫苗接种 1 剂次，在发生炭疽疫情时接种，病例或病畜的直接接触者和患者不能接种。

12. 钩体疫苗

钩体疫苗接种 2 剂次，受种者接种第 1 剂次后 7 ～ 10 天接种第 2 剂次。

（三）接种对象

（1）现行的国家免疫规划疫苗按照免疫程序，所有达到应种月（年）龄的适龄儿童，均为接种对象。

（2）新纳入国家免疫规划的疫苗，其接种对象为规定实施时间起达到免疫程序规定各剂次月（年）龄的儿童。

（3）强化免疫的接种对象按照强化免疫实施方案确定。

（4）出血热疫苗接种为重点地区 16 ～ 60 岁的目标人群。

（5）炭疽疫苗接种对象为炭疽病例或病畜的间接接触者及疫点周边高危人群。

（6）钩体疫苗接种对象为流行地区可能接触疫水的 7 ～ 60 岁高危人群。

四、应对新发传染病的策略

为有效防控新发传染病，必须建立以政府为主导，海关口岸、疾病预防控制中心、医疗机构及其他社会部门各司其职、共同参与的联防联控策略。

（一）政府部门

政府部门需要继续加大公共卫生领域的财政投入，完善公共卫生服务体系。继续完善新发传染病的监测，增强对新发传染病的监测和预警能力，建立针对新发传染病早期预警的监测网络体系，进一步提高疫情的识别能力。

（二）海关口岸

海关口岸作为新发传染病进入或输出国门的第一道防线，必须加强应对新发传染病的信息化建设，形成"预警—发现—追踪—处理"的综合一体化平台，提高对新发传染病的防控效率。

（三）疾病预防控制中心

疾病预防控制中心应加强对新发传染病的监测并完善相关报告系统，密切关注国内外新发传染病的流行态势，掌握新发传染病的流行特征及影响环节，并提出合理的防控措施；同时定期培训临床医生对新发传染病的早期识别及诊断能力。

（四）医疗机构

医院是发现、隔离和诊治患者，切断传播途径的主要场所。医疗机构应做好日常感染防控工作，提高医护人员的早发现、早诊断水平，及时更新各种应急预案，做好人员防护和物资储备。疫情一旦发生，应严格按照预案进行患者隔离、治疗和医学观察。

（五）加强科学研究

要加强对新发传染病的流行病学研究，阐明新发传染病的发病机制及影响因素，制定科学的防控对策。建立基于第二代测序技术的病毒宏基因组学、病原体高通量测序筛查体系，尽早明确病原学诊断。加快针对新发传染病的疫苗研究开发，从而控制新发传染病。

（六）加强国际合作和交流

加强国际合作，实现信息共享。对于有潜在大流行可能的传染病，按国际卫生条例应及时向邻国、周边地区及世界卫生组织通报疫情，以防止全球扩散。同时加强国际交流与合作，及时追踪疫情变化的最新信息，进行科学的流行判断和风险评估。

五、传染病防治的健康教育

（一）疾病知识宣教

充分利用各种传播媒介，采取多种宣传形式，开展健康教育，提高群众的预防意识。宣传传染病的预防知识，使群众了解疾病的特征与预防方法，消除不必要的紧张、恐惧心理。室内经常通风换气，保持环境卫生；养成良好的个人卫生习惯；传染病流行期间避免前往空气流通不畅、人口密集的公共场所。

（二）出院指导

根据疾病特点，对出院患者做好健康指导和随访。例如，出院后在家继续休息1～2周，保证充足的睡眠，避免过度疲劳，休息期间避免与他人密切接触；注意个人卫生，不共用毛巾，勤洗手，洗手后用清洁的毛巾和纸巾擦干；保持乐观情绪；注意营养，应给予高热量、高蛋白、高维生素、清淡易消化的食物，避免刺激性食物；每天上午、下午各测量体温一次，发现体温异常时须及时到指定医院发热门（急）诊就诊。

（三）社区疫情的预防指导

为防止疾病在人群中的传播，须强化公共社区健康政策和隔离措施，对出现的疑似感染患者或疑似患者的家庭成员或其他密切接触者进行医学观察，对疫点要及时采取消毒措施。

（四）心理护理

根据患者的心理特点，耐心细致地讲解相关传染病的病程规律，使其安心并积极配合治疗。对被隔离的传染病患者，因其与社会交往减少，更要重视其心理状态，可采用解释、支持、认知调整等心理护理措施，耐心指导其适应隔离生活。

（申静静）

参考文献

[1] 朱启星 . 卫生学 [M].9 版 . 北京：人民卫生出版社，2018.

[2] 吴丹，孙治国，姜岩 . 医院管理与公共卫生服务 [M]. 北京：中国纺织出版社，2019.

[3]BROWNSON R C, BAKER E A，LEET T L, et al. 循证公共卫生 [M]. 于小瑛，袁恒乐，译 .2 版 . 北京：人民卫生出版社，2019.

[4]SWANSON M, WONG S T, MARTIN-MISENER R, et al. The role of registered nurses in primary care and public health collaboration: a scoping review[J]. Nursing Open, 2020, 7 (4)：1197-1207.

[5] 杨柳清 . 基层公共卫生服务技术 [M]. 武汉：华中科技大学出版社，2021.

[6] 柯思思，张刚，朱朝阳，等 . 基本公共卫生服务效率及其影响因素 [J]. 中国卫生资源，2021,24（1）：75-78.

[7] 赵岳，章雅青 . 公共卫生护理 [M]. 北京：人民卫生出版社，2022.

[8] 马从根 . 医疗机构公共卫生管理概论 [M]. 北京：线装书局，2023.

[9] 王金勇 . 基本公共卫生服务实务 [M]. 北京：中国医药科技出版社，2023.